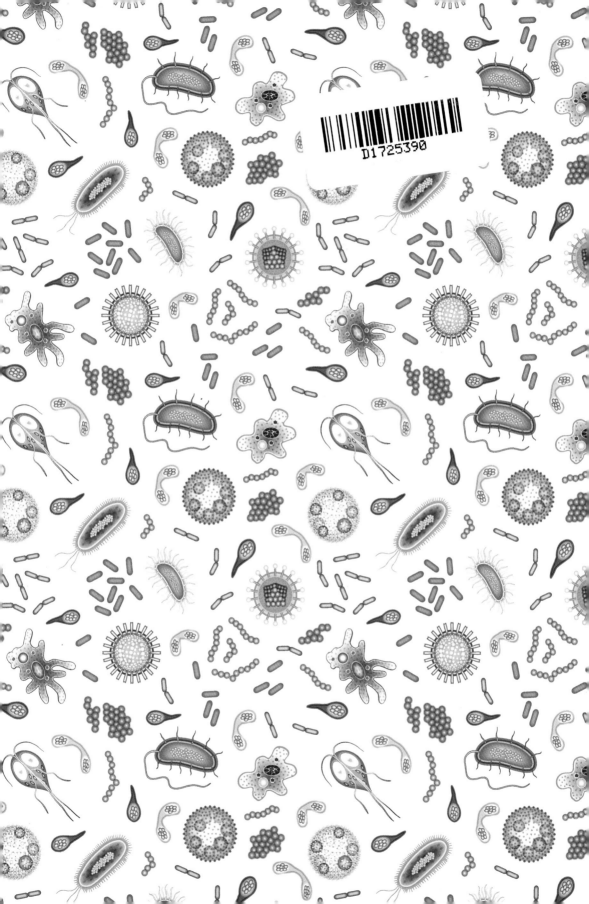

Opdracht

Voor Jantje, Japie, Pietje, Sien, Trijntje en alle 100.000 miljard andere bacteriën in mijn darmen. Ik had het niet zonder jullie kunnen doen.

NIENKE TODE-GOTTENBOS

De Poepdokter

Gezond van mond tot kont

Splint media

Colofon

Tekst en receptuur: Nienke Tode-Gottenbos
Redactie: Birgit Gantzert
Eindredactie: Muriël Kleisterlee
Ontwerp en opmaak: Maarten de Boer
Fotografie cover: Sergey Ponomarenko
Foto flaptekst: Esther Maas
Culinaire fotografie: Simone van den Berg
Culinaire styling: Caroline van Beek

ISBN 978-90-824177-1-5
NUR 860
Eerste druk mei 2016
Tweede druk mei 2016
Derde druk juni 2016
Vierde druk juli 2016
© Splint Media B.V.

Dit is een uitgave van Splint Media B.V.
Uitgever: Bianca Krijnen-Splint & Dennis Krijnen
Postbus 1015 | 1200 BA Hilversum
www.splintmedia.nl

De informatie en recepten zijn met de grootst mogelijke zorg samengesteld. De makers zijn niet verantwoordelijk voor aandoeningen of schade die voortvloeien uit het gebruik van dit boek. Schakel bij twijfel altijd een huisarts in.

Inhoud

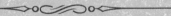

Wat je moet weten als je dit boek leest:

- Poepdokter is een leuke titel, maar ik ben geen echte dokter. Ik heb een hbo-diploma Voeding en Gezondheid en een mbo-diploma Herborist. Daarnaast heb ik een studie Medische Basisvakken en een studie Darmfloratherapie op hbo-niveau gevolgd. Geen arts dus.
- Het is dan ook niet mijn intentie om medische adviezen te geven of advies van een medisch specialist te vervangen. Als je chronische of ernstige klachten hebt, of het op enig moment niet vertrouwt daarbinnen, moet je naar de huisarts. Punt. Speel niet met je gezondheid, dat is in alle opzichten een stom idee.
- O ja, ik verkoop ook dingen. Niet in dit boek, maar in het echte leven. Ik leef van mijn praktijk (en 'verkoop' dus behandelingen), mijn online academy (e-books en cursussen) en van mijn webwinkel met onder andere voedingssupplementen. Ik vind het belangrijk dat je weet dat ik die supplementen verkoop, omdat ik ze qua samenstelling heel goed vind. Ik vind ze dus niet goed omdat ik ze verkoop (en dat is een wezenlijk verschil). Verder ben ik niet verbonden aan bepaalde merken en noem ik in dit boek ook geen namen van supplementen. Dat is deels omdat het wettelijk niet toegestaan is en deels omdat ik niet van plan ben om jou mijn mening op te leggen. Ik ga je dus ook niet vertellen welke webwinkel van mij is en of je daar je spullen wel of niet moet kopen – daar gaat het in dit boek niet om. Dit boek is bedoeld om de kennis die ik heb over voeding, darmflora en gezondheid over te brengen. De rest is bijzaak.

Voorwoord

Natuurlijk is mijn beeld van darmklachten gekleurd. Ik ben immers darmfloratherapeut, dus ik zie alleen maar zieke mensen. Mensen die last hebben van hun darmen of van klachten die een oorsprong hebben in de darmen. Dus darmklachten vallen mij waarschijnlijk meer op dan jou. Maar het zijn er wel véél, die mensen met darmklachten. Meer dan ik in mijn praktijk kan behandelen. Zijn er echt meer mensen met darmklachten dan pakweg vijftig jaar geleden, of horen we er alleen meer over? Ik denk het eerste, want het is heel goed te verklaren waarom onze darmen en darmflora collectief minder gezond zijn. We hebben zoals je dat noemt een *perfect storm* gecreëerd: een situatie waarin er van alles tégen de darmflora werkt, en we bijna niets doen om de schade te herstellen. Dat is niet echt onze schuld; we weten vaak gewoon niet hoe het precies werkt met die darmen.

Tot nu toe dan. Ik ben altijd een vertaler van kennis geweest. Ik was dat meisje dat op school de uitleg van de leraar nog even verduidelijkte voor de rest van de klas. En nu leek het me tijd om die eigenschap in te zetten om kennis over de darmflora en darmgezondheid te delen. Want het is zó belangrijk! Niet alleen voor je darmen, maar ook voor je immuunsysteem, energiehuishouding en je gewicht. Zelfs je emoties worden beïnvloed door je darmflora.

Voor mij zijn er drie pijlers onder een goede gezondheid: voeding, darmflora en leefstijl. Eet je niet gezond, dan onderhoud je je darmflora niet. En gaat je darmflora onderuit, dan heb je ook geen energie meer om lekker buiten te gaan bewegen. Is je leefstijl niet gezond, dan is de kans groot dat je ook ongezonder gaat eten. Zo hebben ze allemaal invloed op elkaar.

In dit boek lees je (van) alles over de darmflora, maar ook leefstijl en voeding komen uitgebreid aan bod. Ik help je om beter te eten, gezondere keuzes te maken en je leefstijl aan te passen, zodat je je darmflora alles geeft wat die nodig heeft. Het resultaat? Minder darmklachten, een betere spijsvertering en meer energie. En wie weet vind je de liefde van je leven en win je de loterij ook nog wel :-)

Stap voor stap neem ik je mee door interessante kennis en praktische adviezen, met oefeningen en recepten om alles gemakkelijk in te voegen in je leven. Zo wordt het veel makkelijker om gezonde keuzes te maken – keuzes die niet alleen goed zijn voor de 2,5 kilo bacteriën in je darmen, maar ook voor jezelf.

Nienke Tode-Gottenbos

Waarom je darmen belangrijk zijn

Als levensmiddelentechnoloog en gezondheidscoach weet ik wat voeding voor een mens kan doen. Gezonde voeding is cruciaal om vitaal, gezond en gelukkig te blijven. Maar wat is gezonde voeding? Eigenlijk is deze vraag niet goed te beantwoorden, omdat we allemaal anders op voeding reageren. Het blijft dus een zoektocht om erachter te komen welke voeding voor jou gezond is. De gezondheidswaarde van voeding gaat zeker niet alleen om de hoeveelheid voedingsstoffen die erin zitten. Voeding uitrekenen met een rekenapparaat is dan ook allang achterhaald.

Dat voeding een bepaalde hoeveelheid vitamines, mineralen, sporenelementen, vezels, eiwitten, koolhydraten en vetten bevat is leuk om te weten, maar het zegt niets over de verwerking in het lichaam. Je bent namelijk niet alleen wat je eet, maar ook wat je verteert, opneemt, verdraagt en uitscheidt. Juist op de laatste vier punten gaat het vaak mis als je gebrek hebt aan vitaliteit, last hebt van klachten of ziek bent.

De spijsvertering is dan ook vaak de spiegel van je gezondheid. Als de spijsvertering niet optimaal functioneert kan dit het immuunsysteem (onnodig) belasten, je moe en traag maken, ontstekingen op de meest uiteenlopende plaatsen veroorzaken en zelfs auto-immuunziekten verergeren. Daarnaast kan de hersenwerking hierdoor ook verstoord raken, omdat de darm als het ware onze tweede hersencentrum is.

Om dit te voorkomen moet het hele verteringstraject goed functioneren. Van het kauwen en speeksel vermengen in de mond, naar het aanzuren in de maag tot het kneden en afronden van de vertering in de darm in samenwerking met onze (hopelijk) bevriende darmbacteriën. In dit boek wordt het verteringstraject van mond tot kont tot in detail uitgelegd. Daarnaast staat uitgebreid beschreven waar het proces spaak kan lopen en wat je zelf kan doen om dit te voorkomen of te verhelpen. Na het lezen van dit boek zal je de spijsvertering begrijpen en alle tools in handen nemen om samen te werken met dit geweldige systeem!

Met gezonde groet,
Ir. Ralph Moorman

Inleiding

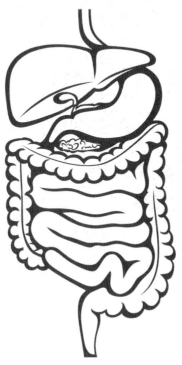

Niet veel mensen zullen binnen een uur nadat je ze ontmoet hebt, aan je vragen hoe het met je ontlasting gaat. Ik wel. En je geeft me nog antwoord ook. Niet omdat ik een perverseling ben – meestal komt het omdat je me (per ongeluk) verteld hebt dat er iets mis is met je gezondheid. Aangenaam, de poepdokter. Maak je geen zorgen: ik ga niet à la Patty Brard met een stokje (en een camera) in je toiletpot zitten roeren. Ik moet er niet aan denken. Ik ben trouwens ook geen echte dokter (dan hebben we dat vast uit de weg). Wat ik wel ben, is darmfloratherapeut en wat ik zou willen, is dat je zélf af en toe achterom kijkt. Je ontlasting zegt nu eenmaal heel veel over de staat van je lichaam. En met name over de staat van je darmflora. *Let's talk dirty!*

Gewoon

Als ik aan mensen vraag hoe het met hun ontlasting is, hoor ik meestal iets in de trant van: 'Nou, eh, gewóón!'
Ja, het is bruin en het ruikt niet naar rozen, dat snap ik. Maar wat is nou eigenlijk 'gewone' poep? Toen ik darmfloratherapie studeerde, vertelde een docent dat ze eens

een man in haar praktijk had gehad die ook vond dat zijn ontlastingpatroon heel gewoon was. Dat hij dagelijks vijf schone onderbroeken meenam in zijn attachékoffer omdat hij ontlasting lekte, was al zo lang het geval dat het voor hem gewoon was geworden. Je begrijpt: bij het antwoord 'gewoon' vraag ik altijd even door...
(Zie ook pagina 171)

Dus: hoe ziet gezonde poep eruit? Hier is een handig hulpmiddel voor ontwikkeld: de Bristol Stool Chart (ook wel Nurses Stool Chart genoemd). Zo ziet hij eruit:

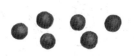

Type 1

Losse, harde keutels. Vaak langzame passage en moeilijke stoelgang. Soms bloed of slijm bij de ontlasting.

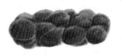

Type 2

Gevormd als een worst, maar met diepe groeven en klonterig. Vaak moeizame stoelgang.

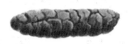

Type 3

Gevormd als een worst, lichte barstjes aan de buitenkant.

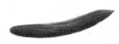

Type 4

Gladde, soepele worst of slang.
Behoudt zijn vorm in de toiletpot.

Type 5

Zachte keutels met duidelijke randen.
Makkelijke stoelgang.

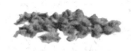

Type 6

Zachte, brijige ontlasting zonder duidelijke vorm.
Makkelijke stoelgang, vaak veel toiletpapier nodig.

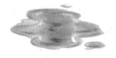

Type 7

Waterig, geen vaste delen, vloeibare ontlasting.

En verder:

- Je kunt in principe dagelijks een of twee keer naar het toilet. Of toch in ieder geval volgens je eigen regelmatige patroon (dat mag dus best een keer per twee dagen of drie keer per dag zijn, als het maar regelmatig is).
- EN je kunt soepel en snel, zonder te hoeven persen.
- EN het komt er ook niet uitstromen.
- EN je hebt slechts een of twee keer afvegen nodig om schoon te worden.
- EN je hebt geen last van krampen of pijn voor of tijdens het poepen.
- EN je poep ziet eruit als een 3-4 op de Stool Chart.
- EN blijft niet drijven of aan de pot plakken.
- EN het ruikt niet alsof er een biochemische oorlog in je toilet heeft plaatsgevonden.

Heb je een halve rol toiletpapier nodig om schoon te worden? Poep je regelmatig konijnenkeutels, al dan niet afgewisseld met diarree? Heb je een opgeblazen gevoel? Moet je na de grote boodschap de remsporen uit de pot bikken? Of verklaart je partner de badkamer tot nucleaire zone nadat je geweest bent? Al deze dingen kunnen wijzen op een niet-optimale voeding, spijsvertering en/of darmflora. Let er dus op, want je darmgezondheid is een van de belangrijkste pijlers onder de rest van je gesteldheid.

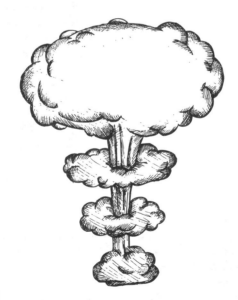

Luchtigheid

Als we het dan toch over vieze dingen hebben: hoe is het met de lucht in je darmen? Heb je een opgeblazen gevoel en laat je harde knalscheten die nauwelijks ergens naar ruiken? Dikke kans dat je koolhydraten niet goed kunt verteren (of te veel suiker eet). Maak je van die stiekeme glijwindjes die niemand hoort, maar die een lift vol mensen kunnen laten flauwvallen? Waarschijnlijk is je eiwitvertering niet helemaal in orde, of

IK HELP JE OM BETER TE ETEN,
GEZONDERE KEUZES TE MAKEN
EN JE LEEFSTIJL AAN TE PASSEN,
ZODAT JE JE DARMFLORA ALLES
GEEFT WAT DIE NODIG HEEFT.
HET RESULTAAT?
MINDER DARMKLACHTEN,
EEN BETERE SPIJSVERTERING EN
MEER ENERGIE.

misschien heb je last van bacteriën die te veel afvalstoffen in je darm achterlaten. Moet je je verschonen als je een windje laat, of blijft je ontlasting aan de pot plakken? Het zou zomaar kunnen dat je vetten niet goed kunt verteren en dat je lever niet hard genoeg werkt.

Ik mag dus aan heel belangrijke meneren van heel grote bedrijven vragen: 'En, zijn dat dan harde knallers of zachte stinkwindjes?' Man, ik heb toch zo'n fantastisch beroep. Ter informatie: ook een gezond mens laat tien tot twintig winden per dag, kleine en grote.

Best interessant toch, poep? En helemaal niet zo vies als je dacht… In dit hele boek praten we erover. Over poep. En over voeding. En over alles wat er gebeurt voordat het eten dat je in je mond stopt, poep wordt. Omdat het ongelofelijk interessant is én omdat het een grote invloed heeft op je gezondheid – niet alleen nu, maar ook later. Gezonde darmen krijgen gaat niet vanzelf, dat moet ik er wel even bij zeggen. Wil je echt iets verbeteren, dan zul je er wat werk voor moeten verzetten. Dat ligt voornamelijk op het vlak van voeding en leefstijl. Eet je gezond(er), beweeg je voldoende en hou je je stress in toom? Dan worden je darmen én darmflora vanzelf een stuk gelukkiger – en jij ook. Beloofd!

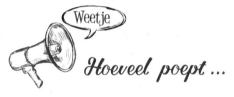

Hoeveel poept …

- een muis: 20 keuteltjes (ca. 2-4 gram) per dag
- een hond: gemiddeld 350 gram per dag
- een walvis: tot 3000 liter per dag
- een olifant: 50 kilo per dag
- een panda: 20 kilo per dag, komt natuurlijk van al die bamboevezels
- een mens: ca. 900 gram per dag – en in je hele leven produceer je ongeveer 25.000-32.000 kilo poep. Ziezo.

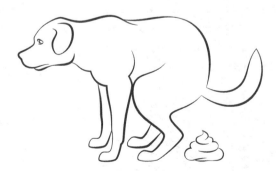

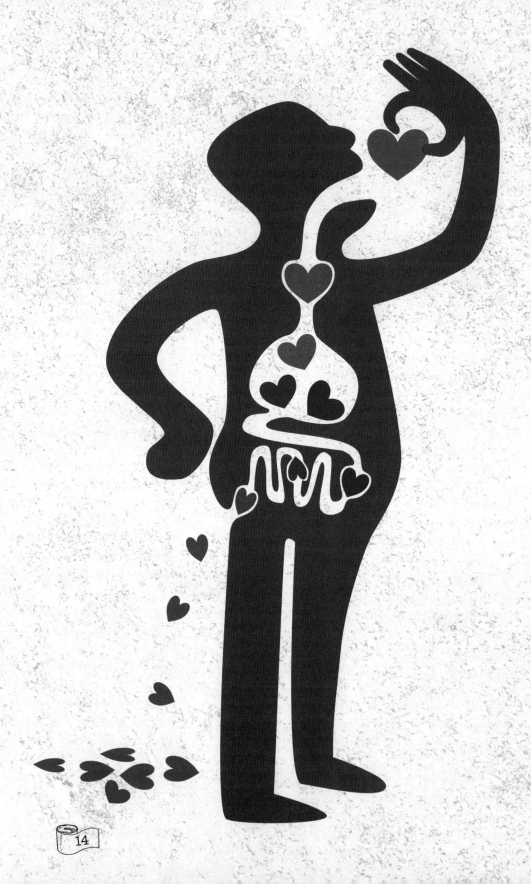

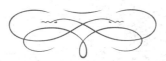

HOOFDSTUK 1

Vertering van mond tot kont

Als je last hebt van je darmen, kun je twee dingen doen: je rent wanhopig achter ieder nieuw dieet aan en koopt steeds het nieuwste wondermiddel, óf je leert je lichaam begrijpen. Heb je geen last van je darmen, maar wil je wel graag dat ze zo gezond mogelijk blijven? Ook dan is het handig om wat kennis te hebben. Over jou, je darmen en hoe dat allemaal in elkaar zit. Zodat je weet hoe het hoort te werken. In dit hoofdstuk vertel ik je (van) alles over de werking van je spijsverteringsstelsel, de klachten die je kunt ervaren, de oorzaken die er zoal zijn en wat je zelf kunt doen om erachter te komen wat er bij jou speelt.

Op de lange weg 'van mond tot kont' kan er van alles misgaan. Laten we daarom eerst eens kijken naar wat er met ons voedsel gebeurt vanaf het moment dat je het in je mond gestopt hebt, tot het moment dat het in de toiletpot belandt.

Ogen en neus

De reis van het voedsel begint al voordat je begint te eten. Je ogen en neus zijn belangrijke bondgenoten: ze geven je lichaam het sein dat er eten aankomt, zodat je alvast kunt beginnen met het aanmaken van alle benodigde sappen en stoffen om goed te kunnen verteren. Daarom is zelf koken ook zo belangrijk. Door bezig te zijn met het bereiden van eten, bereid je ook je lichaam voor op het voedsel dat eraan komt. Je zet alle poorten als het ware open.

Er is nog een belangrijke factor: *honger*. Heb je wel echt honger voordat je begint te eten, of eet je omdat het toevallig 8.00 uur 's ochtends is? Veel mensen ontbijten bijvoorbeeld omdat ze hebben geleerd dat het ontbijt heel belangrijk is – maar als je dat doet terwijl je helemaal geen honger hebt, staat je lichaam ook niet in de 'verteringsstand'.

Heb je wel honger?

Het lijkt zo gewoon: gaan eten omdat het moment na het opstaan is aangebroken. Het ontbijt is immers ook de belangrijkste maaltijd van de dag. Maar is dat eigenlijk wel zo – en wat doe je als je geen honger hebt 's ochtends?

Ga eerst eens na bij jezelf: heb je wel echt honger voordat je begint te eten, of eet je uit gewoonte? Als je eet terwijl je helemaal geen honger hebt, staat je lichaam ook niet in de 'verteringsstand'. Er worden nog geen spijsverteringssappen aangemaakt en je lichaam heeft eigenlijk geen zin om voedsel te verteren. Prop je er toch iets in 'omdat het moet', dan dwing je je lijf om aan het werk te gaan terwijl het daar niet klaar voor is.

Voeg daar nog eens stress aan toe, omdat je de kinderen in hun kleren moet hijsen en zelf ook naar je werk moet – en je hebt een gedegen recept voor een belabberde vertering. Het is niet voor niets dat er een hele industrie draait op 'lichte ontbijtjes' zoals crackers, kant-en-klare fruitsapontbijtjes en zoete dingen zoals cruesli. Dat zijn de dingen die je vaak nog wel naar binnen krijgt, maar gezond zijn ze niet. En voor je spijsvertering maakt het geen verschil: die moet nog steeds aan het werk om dingen te verteren.

Zoals je ziet ben ik helemaal geen voorstander van 'eten omdat het etenstijd is'. Ik denk dat het ontbijt een belangrijke maaltijd is, maar *niet* dat het belangrijk is om dat om 7.00 of 8.00 uur naar binnen te werken. Ontbijt is simpelweg de eerste maaltijd van de dag, en het maakt voor de meeste mensen niet uit hoe laat die eerste maaltijd zich aandient: je eigen maag is belangrijker dan de klok.

Is niet ontbijten dan gezonder dan wel ontbijten? Helemaal niet. Gezond is luisteren naar je eigen lichaam en dus eten wanneer jíj honger krijgt. De ene dag kan dat om 8.00 uur zijn en de andere dag om 12.30. Maar zorg dat je lichaam klaar is voor het ontvangen en verwerken van eten, voordat je iets in je mond stopt. En o ja: niet ontbijten maar wel beginnen met een kop sterke koffie is niet de manier. Maar dat snapte je natuurlijk al.
Sta je 's ochtends op met flinke honger, dan is het geen enkel probleem om (goed) te ontbijten. Maar heb je standaard weinig trek? Experimenteer dan eens met niet ontbijten – officieel heet dat trouwens *intermittent fasting*.

 Vijf tips voor niet-ontbijters:

1. *Zorg dat het eerste dat je in je mond stopt, gezond is.* Val dus niet voor de uitgedeelde taart op je werk, maar zorg dat je iets gezonds hebt om mee te beginnen (en bewaar die taart desnoods voor na de lunch, als het echt moet).

2. *Eet als je honger hebt.* Je hoeft niet per se te wachten tot lunchtijd of een ander bedacht moment om te gaan eten – begin gewoon te eten als jij merkt dat je eraan toe bent. Eet dan wel voldoende, zodat je niet na een uurtje alweer honger krijgt.

3. *Zorg dat de rest van je eetpatroon in orde is.* Als je 's avonds laat nog aan de toastjes en chips zit, is de kans groter dat je 's ochtends trek hebt in snelle koolhydraten (zoals suikerbroodjes en zoete ontbijtgranen).

4. *Ontbijt niet met koffie.* Koffie maakt je alert doordat het je in een staat van 'stress' brengt. Bovendien is het echt niet lekker voor je darmen. Neem liever een glas water. Ja, water ja. Of kruidenthee.

5. *Als je suf wordt van niet ontbijten is er werk aan de winkel!* De kans is groot dat je bloedsuikerspiegel niet stabiel is. In dit boek kan ik je daar niet helemaal mee helpen, maar verdiep je eens in *intermittent fasting.*

Verteringss(t)appen

Je hoort het je moeder nog zeggen: 'Niet zo schrokken!' Maar waarom is kauwen eigenlijk belangrijk? Het *lijkt* zo logisch, maar stop hier even met lezen en probeer het eens te verwoorden…
Toch niet zo heel gemakkelijk, hè? Je weet dat het 'moet', maar weet je ook hoe het precies zit?

Kauwen is de eerste stap van de vertering. Door te kauwen, vermeng je het voedsel met speeksel. Daarin zitten belangrijke enzymen (kleine knipmachines die *voeding* verteren tot *voedingsstoffen*) die alvast beginnen met het omzetten van zetmeel in suikers. Da's handig, maar lang niet het enige.

Door te kauwen maak je het voedsel ook klein. Verderop in de vertering is dat belangrijk, want daar moeten er ook weer enzymen en daarna bacteriën (de darmflora) mee aan de slag. En die hebben geen tanden. Ze kunnen je voedsel niet voor je kauwen – dat had je zelf al moeten doen – en als de brokken te groot zijn, kunnen ze dus alleen bij het buitenste laagje. *Dat betekent dat van ieder brokje voeding dat je lichaam binnenkomt, alleen het buitenste laagje kan worden verwerkt tot voedingsstoffen die je kunt opnemen en gebruiken.*

Eet je supergezond, maar kauw je niet genoeg? Dan maak je dus vooral heel dure poep. Want al die kleine stukjes binnenkant van het voedsel, daar kan geen enzym of bacterie bij. Dus die worden niet omgezet tot voedingsstoffen, niet verteerd tot aminozuren, vetzuren en glucose, en niet opgenomen. Toch een beetje zonde van je mooie biologische groentepakketje, vind je niet?

Bovendien geven *ruiken*, *proeven* en *voelen* van je voedsel (je weet wel, die drie dingen die zo goed lukken als je kauwt) seintjes aan de rest van je vertering:
• het vertelt je maag dat er maagzuur moet worden aangemaakt (voor de voorvertering van eiwitten en het doden van slechte bacteriën).

- het zet je lever aan tot het maken van gal (voor de voorvertering van vetten en het afvoeren van afvalstoffen).
- het zorgt dat je alvleesklier (pancreas) spijsverteringssappen aanmaakt (voor de vertering van eiwitten, vetten en koolhydraten).

Hoe vaak?

Verplicht iedere hap 27 keer kauwen, dan maar? *Mwah*. Ik denk dat ik heel snel zou afhaken als ik alles wat ik in mijn mond stop, zou moeten tellen. Maar voor de lol kun je het wel een keer doen: 27 keer kauwen valt eigenlijk reuze mee. Het klinkt als een hoop werk, maar in de praktijk is het niet zo heel veel vaker dan je gewend bent om te doen.

Dus goed kauwen doen we in 'Groene Vrouw-stijl': doe niet te moeilijk en kauw gewoon een paar keer meer dan je gewend bent. Daarmee kom je al een heel eind. Je kunt het ook voelen: heb je nog hele brokken in je mond, dan heb je niet goed gekauwd. Klinkt als *duh*, maar probeer het maar eens met bijvoorbeeld een gebakken ei (zonder brood). Merk op wanneer je de neiging krijgt om door te slikken – en voel dan eerst eens hoeveel losse brokken er eigenlijk nog in je mond hangen. Ga dus nog maar even door met kauwen.

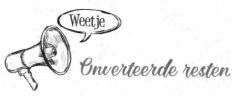

Weetje

Onverteerde resten

Ik krijg vaak van mensen te horen dat ze in hun ontlasting brokken eten zien die groter zijn dan wat ze gekauwd hebben. 'Ik heb het beter gekauwd toen het erin ging, dan wat ik zie liggen als het eruit komt!' Dat is natuurlijk een leuk smoesje, maar je snapt zelf ook wel dat het niet kan. Dus heb je onverteerde, herkenbare resten in je ontlasting? Dan is het toch echt een kwestie van beter kauwen!

Andere voordelen

Suf, maar waar: botten worden sterker als je ze gebruikt. Dat geldt voor de botten in je benen (wandel, dames, wandel tegen de botontkalking!), maar ook voor je kaakbot en tanden. Een van de redenen die wordt genoemd voor het achteruitgaan van ons gebit (naast slechte voeding natuurlijk, *hmm*) is het te weinig gebruiken van de kaak- en tandbotten. Want als je even niet oplet, word je via de papjes en groenteprutjes zo doorgeleid naar de boterhammetjes, gekookte aardappeltjes, tot snot gekookte spruitjes en vla als toetje. En donuts. Wat valt daar nog aan te kauwen? Het schijnt ook een reden te zijn dat we zo gek zijn op knapperige chips; ze geven ons de sensorische bevrediging die we eigenlijk uit het kauwen op een rauwe wortel hadden moeten halen. Tel ik braaf mijn kauwbewegingen? Natuurlijk niet. Maar schuif je je eten naar binnen

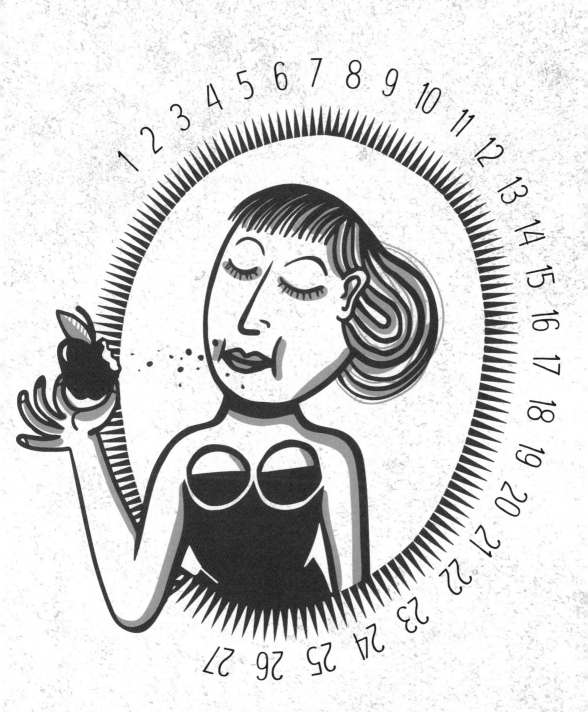

alsof de eindtijd is aangebroken, heb je enorme ladingen op je vork en ben je altijd als eerste klaar? Dan is het misschien toch tijd om eens te kijken naar je kauwgedrag.

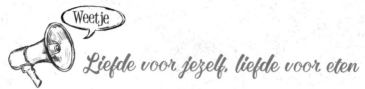

Liefde voor jezelf, liefde voor eten

Een extreem belangrijk onderdeel van voeding en van liefde voor je eigen lijf: hou van je eten. Ik kan echt liefde voelen voor een prachtig in elkaar gedraaide maaltijd. Vooral als je 'm deelt met vrienden, in het zonnetje, bij het kampvuur – maar ook gewoon met je kinderen aan de keukentafel. Ik kan me bijna niet voorstellen dat iemand die is opgegroeid met liefde voor groenten/fruit/biologisch vlees, later problemen zal krijgen met eten. Tenzij misschien uit recalcitrantie, maar hé, da's een fase (hou ik mezelf voor terwijl ik mijn puber de zoveelste stroopwafel uit oma's keukenkastje zie jatten).

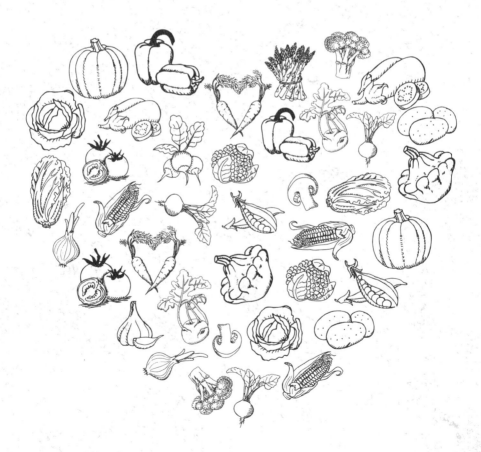

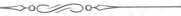

Beter kauwen omdat...

Speeksel. Kauwen verdeelt speeksel over het eten. In het speeksel zitten belangrijke enzymen, die ook de tijd moeten krijgen om te werken. Zodra je je eten doorslikt komt het voedsel in de maag terecht. Die is extreem zuur (pH 1-3*), waardoor de enzymen uit het speeksel minder goed kunnen werken. Met andere woorden: de enzymen hebben alleen de tijd die het voedsel in je mond zit om hun werk te doen, dus zorg dat die tijd lang genoeg is!

Maagzuur. Het proeven van eten en de beweging van het kauwen geven je maag een seintje dat er voeding aan komt en dat er maagzuur geproduceerd moet worden. Verderop zie je waarom dat zo extreem belangrijk is.

Voorproeven. De voedingsstoffen worden niet alleen opgenomen in je darmen. Je mondslijmvlies (en vooral het gebied onder je tong) kan razendsnel (voeding)stoffen opnemen. Dat systeem is niet bedoeld om tekorten aan te vullen, maar om 'voor te proeven'. Zo weet je lichaam welke voeding(stoffen) eraan komt (/komen) en kan het de juiste spijsverteringsstoffen aanmaken om die voeding optimaal te verteren. Ook krijgt je immuunsysteem een seintje dat het op scherp moet staan (voor het geval er per ongeluk schadelijke bacteriën, schimmels of parasieten meekomen), maar ook dat er 'veilig' voedsel aankomt dat niet rücksichtslos aangevallen hoeft te worden.

Klein maken. De rest van je spijsvertering heeft weinig gereedschap om de brokken voedsel kleiner te maken. Doe je dat voorwerk niet, dan kunnen de spijsverteringsenzymen en darmflorabacteriën alleen de buitenste randjes van je voeding bereiken – en zijn ze dus veel minder effectief. Kauw je slecht, dan haal je lang niet alles eruit wat erin zit. Letterlijk.

Tandtraining. Net als het trainen van de botten in je benen door een stevige wandeling, train je ook je tanden en kaken door goed te kauwen. Kracht/druk op botten zorgt ervoor dat je genoeg botmateriaal aan blijft maken, waardoor gaatjes en loszittende tanden minder makkelijk voorkomen.

Verzadiging. Het duurt even voordat je maag een seintje doorgeeft dat hij vol zit. Door rustig te kauwen en niet als een idioot alles naar binnen te schuiven, geef je je lichaam de tijd om het sein 'vol' door te geven en eet je doorgaans minder.

---

* De pH-waarde is de eenheid waarin zuurgraad gemeten wordt. De schaal loopt van 0 tot 14. De cijfers 0-6 merken we aan als 'zuur' (van citroensap tot zoutzuur); 7 is neutraal (de pH-waarde van gedestilleerd water) en 8-14 zijn basisch of alkalisch (van bleekwater tot kalk). Dat heeft overigens niet altijd iets te maken met hoe het smaakt: cola smaakt erg zoet, maar is met een pH-waarde van 2,8 bijna net zo zuur als je maagzuur!

Acht tips om beter te kauwen

1. *Wacht niet tot je vergaat van de honger.* Als je te laat gaat eten, is de kans op schrokken groter. Snap je zelf ook. 'Op tijd eten' is dus vooral een kwestie van naar je lichaam luisteren. Begin pas met eten als je honger hebt, maar wacht niet tot je te veel honger hebt, want dan lukt het niet meer om rustig te eten.

2. *Neem rustige, kleine happen.* Begin eens met wat minder ~~hooi~~ voedsel op je vork – de helft of zo. Wie vroeger nog etiquette heeft meegekregen, weet dat je een vork eigenlijk 'op zijn kop' gebruikt: met de bolle kant naar boven. Daar schuif of prik je een klein beetje voedsel aan, dat je naar je mond brengt. Zo neem je een goed afgemeten hap – en zie je er niet uit alsof je je vork gebruikt als sneeuwschuiver om maar zo veel mogelijk voer in je schuur te laden. Ik heb niet zoveel met etiquette, maar dit hadden ze dan wel weer goed bedacht.

3. *Leer koken. Serieus.* Als koken niet je ding is en je er geen plezier in hebt, dan is de kans dat je met plezier eet ook een stuk kleiner. Uiteindelijk is goede voeding de basis van een betere darmwerking (en een gezonder lijf), dus investeer in een goede kookcursus of zorg dat je op een andere manier lekker(der) eten op je bord regelt. Je hoeft heus niet alles lekker te vinden, maar leer genieten van de verschillende texturen en smaken van producten.

4. *Spoel je eten niet weg met drinken.* Als je water drinkt, vermengt dat zich met de speekselenzymen en het maagzuur. Die raken daardoor verdund en de werking neemt af. Heb je dorst tijdens het eten, dan mag je best een klein beetje drinken, maar neem pas een slok nadat je je eten hebt doorgeslikt en drink niet te veel!

5. *Neem je tijd.* Zorg dat je voldoende tijd hebt om te eten. In vijf minuten je lunch naar binnen werken is geen handige manier om beter te leren kauwen. Als je baas in je nek staat te hijgen omdat hij een kwartiertje lunchpauze wel genoeg vindt, drop je dit boek maar een keer anoniem op zijn bureau. Wie weet red je hem ook nog wel van een maagzweer of twee.

6. *Zorg voor een rustige omgeving.* Eten voor de tv is voor een keertje echt niet zo'n ramp, maar als je je niet concentreert op wat je aan het doen bent, is de kans groot dat je per ongeluk te veel half gekauwd voedsel naar binnen slikt.

7. *Verwarm je bord voor.* Als je rustig eet, duurt dat langer. Voor sommige mensen is er niets erger dan een hap koude aardappelstamppot – dus verwarm je bord voor in de oven of op een pan kokend water, voordat je je eten erop schept.

8. *Als het niet lukt:* probeer eens te eten met de andere hand dan je gewend bent. Kost meer moeite, dus meer tijd, dus ervaar je meer ruimte om beter te kauwen.

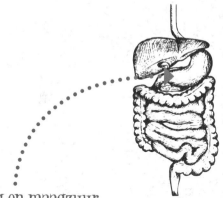

Maag en maagzuur

Heb je je voedsel eenmaal doorgeslikt, dan glijdt het via je slokdarm je maag in. Daar moet het lekker zuur zijn. **Een van de grootste problemen van deze tijd is te weinig maagzuur.** 'Te weinig? Je bedoelt zeker te veel?' Gezien alle maagzuurremmers die worden voorgeschreven zou je dat inderdaad denken. Maar helaas: veel mensen hebben echt last van een tekort aan maagzuur, ook al hebben ze klachten die lijken op een overschot. Dat zit zo:

Voordat het voedsel van je maag naar je dunne darm mag, moet het eerst zuur genoeg zijn. Als je te weinig maagzuur hebt, duurt het lang voordat het voedsel zuur genoeg is. Het blijft dus langer in je maag hangen. Het voelt misschien alsof je een steen op je maag hebt liggen én er kan makkelijker wat zuur terugstromen naar je slokdarm: brandend maagzuur.

Vaak krijg je dan maagzuurremmers voorgeschreven. Die geven vaak wel even verlichting (want minder maagzuur = minder pijn), maar als de oorzaak al een tekort aan maagzuur is, maken ze het probleem uiteindelijk alleen maar erger. Bovendien zijn maagzuurremmers bedoeld om tijdelijk (hooguit een paar dagen) te gebruiken, terwijl het in de praktijk vaak moeilijk is om er weer vanaf te komen.

Maagzuur is belangrijk

Maagzuur is niet onze 'vijand' die ons letterlijk het leven zuur maakt. Je hebt het nodig, want voldoende maagzuur is de start van een goede vertering!
- Het maakt (de meeste) schadelijke bacteriën, parasieten en schimmels hartstikke dood. Heb je weinig maagzuur, dan loop je dus een grotere kans op besmetting met deze onfrisse sujetten.
- Het zuur in de maag geeft je alvleesklier (pancreas) een seintje om spijsverteringssap aan te maken.
- Een zure omgeving en het enzym pepsine zijn nodig om eiwitten goed te verteren.

Recept:
Spijsverteringskruidenthee

Je hebt van die dagen dat je buik wat ondersteuning nodig heeft. Deze lekkere, makkelijke en gezonde kruidenthee helpt je spijsvertering een handje op weg.

JE NEEMT (ALLE KRUIDEN GEDROOGD EN BIOLOGISCH):
- 1 eetlepel brandnetel (*Urtica dioica*)
- 1 eetlepel kamille (*Matricaria recutita*)
- 1 eetlepel pepermunt (*Mentha x Piperita*)
- 2 theelepels anijs (*Pimpinella anisum*)
- 2 eetlepels gember (*Zingiber officinale*)

JE DOET:
- Neem van deze mix 1 eetlepel op 500 ml heet water
- Dek het goed af en laat ca. 5 minuten trekken
- Drink een kopje voor de maaltijd om de spijsvertering te bevorderen
- Zoet het eventueel met een klein beetje honing

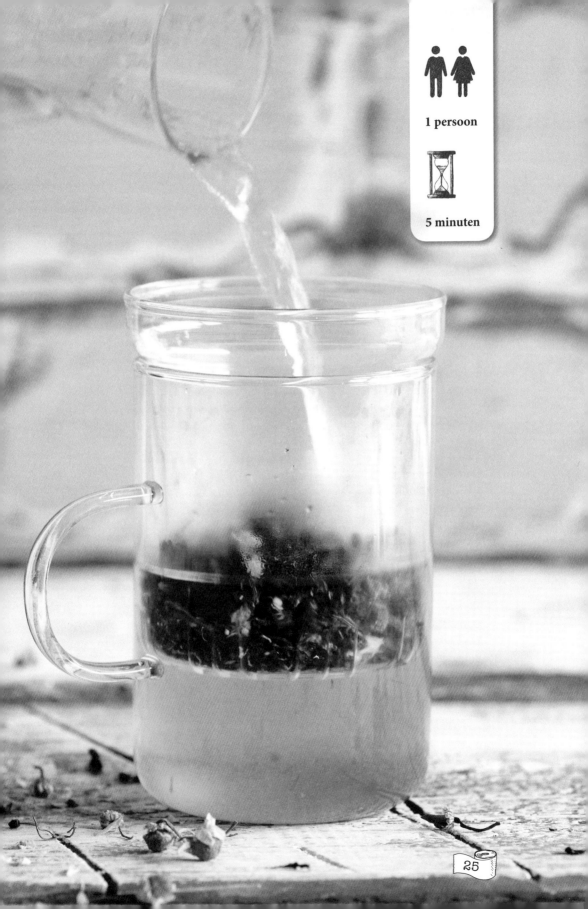

Zure maag

Je kunt niet altijd zelf iets doen aan de hoeveelheid maagzuur die je aanmaakt. Het is immers geen bewuste actie zoals het inhouden van je adem of het aanspannen van je buikspieren. Toch zijn er wat dingen die je wél kunt doen:

- **Eet als je honger hebt.** Dan staat je lichaam in de 'verteringsstand' en maakt je maag zuur aan om het voedsel dat binnenkomt te verteren.
- **Kauw goed.** Het voorbereiden van je eten, rustig eten en goed kauwen zorgen allemaal dat je lichaam een seintje (en de tijd) krijgt om voldoende maagzuur aan te maken.
- **Verminder stress.** Stress is funest voor je spijsvertering. Als je stress hebt wordt *adrenaline* aangemaakt, dat zorgt ervoor dat er bloed en energie naar je spieren en hersenen gaan. En dus niet naar je spijsverteringsstelsel: dat moet op dat moment maar even wachten. Hoe verleidelijk 'stress-eten' ook is: het is geen handige gewoonte.
- **Bid voor het eten.** Ik ben zelf niet gelovig, maar bidden voor het eten is helemaal niet zo'n raar idee. Door even rustig adem te halen en 'hier' te zijn, kalmeer je jezelf en verminder je stress. Ben je niet gelovig, dan kun je natuurlijk prima je eigen 'gebed' doen door rustig te gaan zitten, even tot jezelf te komen en een seconde of tien stil te zijn voordat je aanvalt.
- **Laat je testen.** Heb je echt een groot tekort aan maagzuur? Dat kan veel problemen geven in de rest van de spijsvertering. Een deskundige kan je helpen om dit te testen en het op te lossen!

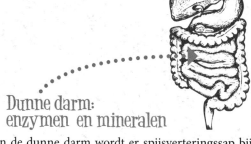

Dunne darm: enzymen en mineralen

In de dunne darm wordt er spijsverteringssap bij de voedselbrij gevoegd. Dat komt uit de alvleesklier (pancreas) – althans uit een deel ervan (het andere deel maakt insuline). Het alvleeskliersap bevat enzymen die de eiwitten, vetten en koolhydraten moeten verteren. Ook dat kan misgaan. Om een enzym aan te maken zijn vitaminen of mineralen en aminozuren nodig.

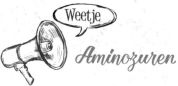

Weetje

Aminozuren

Aminozuren zijn de bouwstenen – zeg maar legoblokjes – waaruit een eiwit is opgebouwd. Je krijgt ze dus binnen door het eten van eiwitrijke producten zoals vlees, vis, eieren, bonen en granen.

Bij een tekort aan een van deze stoffen kun je minder enzymen maken. Dan ontstaat een negatieve spiraal: als er niet voldoende enzymen zijn, verteert ook je voeding niet goed. Daardoor kun je voedingsstoffen zoals mineralen minder goed opnemen. Minder mineralen betekent nóg minder bouwstenen om enzymen mee te maken, dus nog minder goede opname, enzovoort.

De alvleesklier geeft niet zomaar enzymen af. Daarvoor zijn drie signalen nodig:
- vanuit de **hersenen**: *hé joh, er komt eten aan!*
- vanuit de **maag**: *ik heb alles lekker zuur gemaakt, nu mag jij ermee aan de slag!*
- vanuit de **dunne darm**: *ik zit vol, geef me enzymen*

Gaat er met een van deze signalen iets mis (bijvoorbeeld omdat er niet voldoende maagzuur wordt aangemaakt), dan heeft de aanmaak van spijsverteringsenzymen daaronder te lijden.

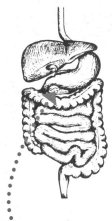

Hoe behandel jij je alvleesklier?

Sommige mensen hebben zichzelf aangewend om de hele dag door kleine beetjes te eten. Je vraagt dan continu aan je alvleesklier om stootjes enzymen af te geven. Die is daar eigenlijk niet op gebouwd. Een paar (twee tot drie) keer per dag een flinke maaltijd is voor de meeste mensen beter dan de hele dag door 'grazen'. *Maar let op:* als je te weinig enzymen aanmaakt, kan zo'n grote maaltijd wel een flinke aanslag op je spijsvertering zijn. Ga dus niet zomaar van de ene op de andere dag over op grote maaltijden.

Een andere slechte behandeling die je je alvleesklier kunt geven, is het eten van suiker – of eigenlijk: het zorgen voor pieken en dalen in je bloedsuikerspiegel. Snelle koolhydraten zorgen voor een snelle piek in je bloedsuikerspiegel (*zie Suiker pagina 90*). Je alvleesklier moet razendsnel een enorme stoot insuline maken. Dat is behoorlijk zwaar en je hele alvleesklier heeft er last van (ook het deel dat enzymen maakt). Op den duur kan dit de productie van spijsverteringsenzymen in de weg zitten.

Zo zorg je voor je alvleesklier:

- Eet als je honger hebt.
- Neem de tijd voor het eten.
- Kauw goed!
- Eet niet te veel (snelle) suikers.
- Eet liever een paar grotere maaltijden op een dag dan veel kleine hapjes.

Afwasmiddel

In de dunne darm zit ook de uitgang van de galwegen. In de lever wordt gal aangemaakt, die opgeslagen wordt in de galblaas. Komt er een flinke (en/of vetrijke) maaltijd naar binnen, dan komt er gal vrij om die vetten te helpen verteren.

Gal heeft een emulgerende werking. Dat wil zeggen dat het vet in kleine bolletjes wordt verdeeld, op dezelfde manier als er gebeurt bij het afwassen. Het afwasmiddel verdeelt de grote vetdruppels in veel kleinere druppeltjes, zodat je ze makkelijker kunt afspoelen. Door de werking van gal kunnen de vet-verterende enzymen uit de alvleesklier er beter bij om hun werk te doen en de lange vetzuurketens af te breken tot kleinere vetzuren.

En ja, ook hier kan het weer misgaan: je kunt te weinig gal aanmaken. Dat gebeurt bijvoorbeeld als je niet de juiste voedingsstoffen aanvoert. Gal bestaat uit onder andere **mineralen, aminozuren** en **cholesterol**. Heb je niet voldoende van deze stoffen op voorraad (ja, ook cholesterol is belangrijk!), dan kun je niet voldoende gal aanmaken en komt de vetvertering in het geding.

Heb je erg veel afvalstoffen (bijvoorbeeld omdat je spijsvertering niet optimaal verloopt), dan kan het ook zijn dat de lever het 'te druk' heeft om voldoende gal aan te maken. Hij heeft dan alle mineralen zelf nodig om enzymen te bouwen zodat de afvalstoffen kunnen worden afgevoerd. Ook dan kan er te weinig gal vrijkomen.

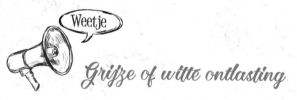

Weetje

Grijze of witte ontlasting

Gal (gemaakt door je lever en opgeslagen in je galblaas) geeft de bruine kleur aan je ontlasting. Zit er echt te weinig gal in (als gevolg van een ziekte of omdat een galsteen de galwegen blokkeert), dan wordt je ontlasting grijs of zelfs wit. Heb je dit langer dan een dag, dan is het hoog tijd om naar de huisarts te gaan!

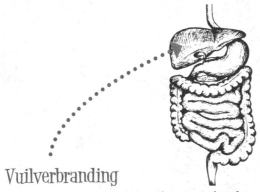

Vuilverbranding

De lever is het grootste afvalstoffen verwerkende orgaan in ons lichaam. Het grootste gedeelte van de gif-, afval- en ballaststoffen die ons lichaam binnenkomen (of die we zelf aanmaken) wordt door de lever afgebroken en omgezet in onschadelijke stoffen. Een deel daarvan wordt uitgescheiden via de ontlasting, een ander deel via de nieren. Daarnaast slaat de lever vitaminen op en 'deelt die uit' op het moment dat de bloedspiegel laag is.

Door onze moderne leef- en voedingsstijl zijn onze levers vaak overbelast. Voor het afbreken van de afvalstoffen gebruikt de lever enzymen. We krijgen niet altijd genoeg vitaminen en mineralen binnen om die enzymen te kunnen maken. Daardoor kan een enzymtekort ontstaan. Aan de andere kant krijgen we veel ballaststoffen binnen via uitlaatgassen, verkeerde voeding et cetera. Ook stress en hormonen kunnen zorgen voor extra afvalstoffen.

Te veel afvalstoffen en te weinig enzymen: dan ontstaat er 'file' voor de lever. De lever krijgt zijn werk niet af en niet alle afvalstoffen worden effectief afgebroken. Ze blijven dan te lang in het lichaam, waar ze kunnen zorgen voor kleine ontstekingen.

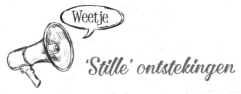

'Stille' ontstekingen

In dit boek gaat het vaker over de hiervoor beschreven kleine ontstekingen. Officieel heten ze laaggradige of 'stille' ontstekingen. Je merkt er niks van, maar ze zijn altijd aanwezig. Ontstekingen zijn een gezonde manier van je lichaam om zichzelf te verdedigen tegen indringers of om rommel op te ruimen. Niks mis mee dus! Je moet er alleen niet te veel van hebben, want dan kunnen ze cellen beschadigen en kosten ze veel energie. Dit soort stille ontstekingen wordt in verband gebracht met onder andere vermoeidheid, hoofdpijn, een verergering van eczeem, astma, acne, maar ook met een hoger risico op hart- en vaatziekten, diabetes type 2 en bepaalde vormen van kanker. Het is dus het beste om de ontstekingen in je lichaam niet te veel op te laten lopen. Dit doe je onder andere door middel van een goede voeding.

Lief voor je lever

- Eet bittere groenten (andijvie, witlof, spruitjes, broccoli, koolsoorten) en kruiden (tijm, rozemarijn, bonenkruid, kurkuma, gember).
- Neem genoeg vitaminen en mineralen. Lukt dat (tijdelijk) niet helemaal via de voeding, overweeg dan een supplement. Vooral B-vitaminen, vitamine C en selenium zijn belangrijk, maar natuurlijk eigenlijk alle vitaminen en mineralen.
- Drink genoeg water.
- De lever houdt niet zo van gebakken en gefrituurde vetten. En niet van alcohol. Sorry.
- Houd voldoende rust. Stress geeft adrenaline en die moet ook door de lever worden afgebroken!

Zeewier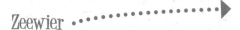

Na de enzymatische vertering neemt de dunne darm een groot deel van de voedingsstoffen uit het voedsel op. Om dat te kunnen doen, is een enorm oppervlak nodig. De dunne darm heeft daarom plooien, met daarop darmvlokken (villi, kleine uitstulpingen van circa 1 mm) en daar zitten nog weer kleinere uitstulpinkjes op (microvilli). Alles bij elkaar heeft je dunne darm ongeveer de oppervlakte van een tennisveld!

Achter de dunne darm liggen bloedvaten, die het bloed met alle voedingsstoffen direct naar de lever vervoeren. Daar worden de stoffen opgeslagen, verder verwerkt en uitgedeeld aan de rest van het lichaam op het moment dat dit nodig is.

Darmvlokken zijn piepklein, ontzettend ingenieus, maar ook kwetsbaar. Bij coeliakie (een heftige reactie op gluten) raken de darmvlokken beschadigd. Mensen kunnen daardoor enorme buikpijn krijgen, maar ook flinke tekorten aan voedingsstoffen. Ook andere aandoeningen en ontstekingen kunnen de darmvlokken beschadigen.

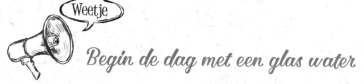

Weetje

Begin de dag met een glas water

Darmvlokken lijken een beetje op zeewier. Als er voldoende vocht is, kunnen ze goed 'zwieren' en nemen ze de meeste voedingsstoffen op. 's Nachts drogen de darmvlokken een beetje uit. Door iedere ochtend te beginnen met een glas water maak je je spijsvertering wakker en geef je je 'zeewier' een goede start.

Heb je een gevoelige spijsvertering dan is warm (niet heet!) water vaak het fijnst. Kun je wel wat hebben en wil je graag een frisse start? Dan neem je koud water. Dat start je metabolisme (het omzetten van voedingsstoffen in energie) goed op, omdat je lichaam

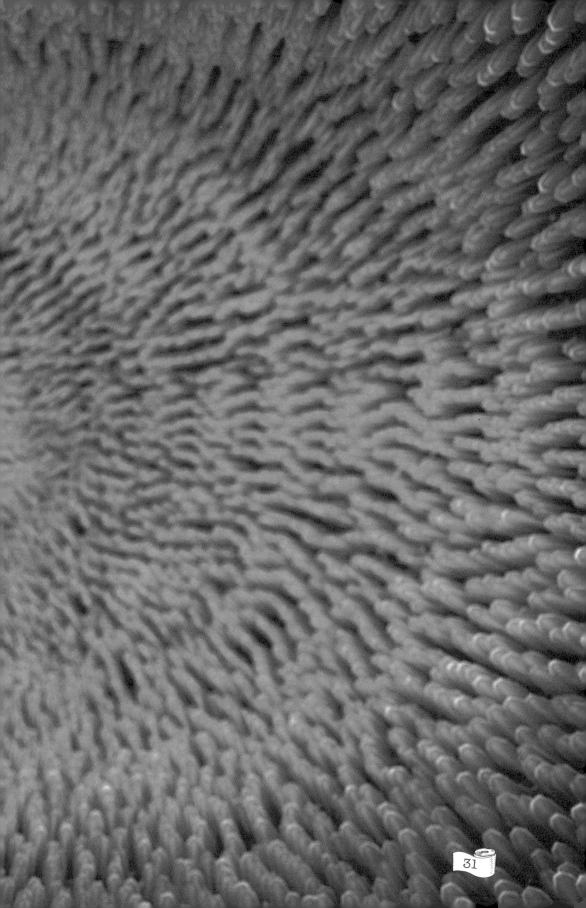

het water op wil warmen. Een goed opgestart metabolisme betekent meer energie! Wil je iets met een smaakje? Een schijfje (biologische) citroen of gember helpt je spijsvertering alvast een handje in de goede richting en geeft je lever een aantal bouwstoffen die hij nodig heeft om afvalstoffen op te ruimen.

Lekkende darmen?

Misschien heb je de term *leaky gut* weleens gehoord. Veel mensen stellen zich dan een lekkende darm voor waarbij er door gaatjes in de darm ontlasting in de buikholte lekt. Dat klopt gelukkig niet (dat heet namelijk een geperforeerde darm en is levensbedreigend). Waar het om gaat is een hyperpermeabele darm. Dat zit zo:

De darmwand is *permeabel* (doorlaatbaar). Hij is gemaakt om voedingsstoffen op te nemen. Dat gebeurt heel gericht: alleen volledig afgebroken voedingsstoffen worden via de darmwandcellen opgenomen. Bij hun reis door de darmwandcel worden ze 'ingepakt' in een speciaal laagje, zodat ze veilig door onze bloedvaten kunnen reizen. De cellen van de darmwand staan net niet tegen elkaar aan. Tussen de cellen zitten een soort 'schuifdeuren': de *tight junctions*. Die zijn heel belangrijk.

In een gezonde darm geeft de darmflora af en toe opdracht om zo'n schuifdeurtje een stukje open te zetten. Dan kan er (expres) een slechte bacterie doorheen. Die wordt opgepikt door het immuunsysteem en van alle kanten bekeken. Zo leert het immuunsysteem tegen welke indringers het jou moet verdedigen.

Als de darmflora niet in orde is of als er andere dingen misgaan (bijvoorbeeld bij een allergie, intolerantie of ontstekingen in de darm) gaat de kwaliteit van het darmslijmvlies achteruit. Ook de kwaliteit van de *tight junctions* gaat achteruit, waardoor deze 'schuifdeuren' permanent open blijven staan.

Als dat gebeurt, is de darm *hyperpermeabel*: hij laat meer door dan eigenlijk de bedoeling is. Er kunnen dan niet alleen te veel slechte bacteriën doorheen glippen, maar ook veel te grote brokken voedsel. Gelukkig geen hele pinda's, maar wel hele eiwitten in plaats van netjes afgebroken aminozuren. Het immuunsysteem krijgt het daar vreselijk druk mee, want lichaamsvreemde eiwitten in je bloed zijn altijd een alarmbel voor je afweer. Slechte bacteriën en virussen bestaan immers ook uit eiwitten, dus die moeten stukgemaakt worden voordat ze jou stukmaken.

De 'wapens' die je immuunsysteem heeft om lichaamsvreemde eiwitten en slechte bacteriën te vernietigen, zijn ontstekingen. Zo zorgt je immuunsysteem voor een hele serie mini-ontstekingen in je lichaam. Die zijn goedbedoeld, maar kunnen vervelende gevolgen hebben. Deze laaggradige ontstekingen worden in verband gebracht met onder andere een verergering van eczeem of astma, allergische reacties, beschadigingen aan bloedvaten of een hoger risico op kanker.

Daarom hoor je de laatste jaren zoveel over de *leaky gut*: de ontstekingen hebben invloed op heel veel processen in je lichaam. Dat wil natuurlijk niet zeggen dat iedereen die zich een beetje moe voelt, ook echt een *leaky gut* heeft. Je kunt dat laten onderzoeken en er dan gericht mee aan de slag. Een 'wondermiddeltje' slikken tegen een 'lekkende darm' heeft geen zin, want het is nog maar de vraag of het helpt en je lost er ook de oorzaak van het probleem niet mee op. Het mooiste zou natuurlijk zijn als je immuunsysteem het niet nodig zou vinden om al die ontstekingen te maken. Daarom is je darmflora zo belangrijk: met een gezonde darmflora hou je je darmslijmvlies en de *tight junctions* gezond, en zo 'lekt' er dus ook helemaal niets!

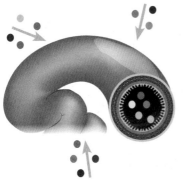 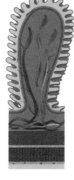 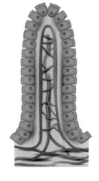 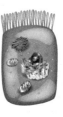

dunne darm   *plooi van de darmwand*   *darmvlok*   *darmcel*

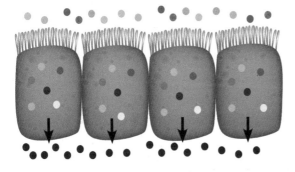

Gezonde darmwand.
Tight junctions intact:
voedingsstoffen worden
opgenomen
door de cellen heen

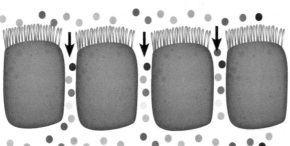

Hyperpermeabele darm.
Tight junctions beschadigd:
te grote brokken
voedingsstoffen glippen
langs de cellen de
bloedbaan in.

Recept: Bottenbouillon

Een basisrecept voor huisgemaakte bouillon van gelatinerijke biologische botten, lekker voor in soepen en sauzen en heel gezond voor je darmen. Maak een paar liter in één keer en vries het in zodat je altijd wat op voorraad hebt!

Echte, zelf getrokken bouillon is geweldig. Het bevat vitaminen, mineralen en eiwitten die je weerstand ondersteunen. Het bevat gezonde vetten en is toch licht verteerbaar. En het zit boordevol echte gelatine en glutamine – hartstikke goed voor je darmen dus. Je oma wist nog hoe je dat moest maken. Wij zijn het meestal vergeten. Daarom hier mijn supersimpele basisrecept, dat je naar eigen smaak kunt uitbreiden.

JE NEEMT:
- 1,5 liter water
- biologische botten*
- 2 theelepels azijn

*Die botten mogen van iedere diersoort zijn. Van grasgevoerde koeienbotten tot de botjes die overblijven na een kipmaaltijd. Vooral de dragende delen (zoals de enkel van een koe) bevatten veel gelatine. Koop biologische botten, want de samenstelling van de vetten en eiwitten van biologisch vlees verschilt van vlees uit de bio-industrie.

JE DOET:
- De botten eventueel even aanbraden in de oven (hoeft niet per se, is wel lekker).
- De botten met het water en de azijn in een pan.
- Even goed heet laten worden, 70-80°C.
- Op een warmhoudplaatje een paar uur (dat wil zeggen: 8 uur of zelfs 1-2 dagen) laten pruttelen. 70°C is de perfecte temperatuur voor het trekken van bouillon. Het zorgt ervoor dat alle bederfbacteriën doodgaan, maar vernietigt geen belangrijke voedingsstoffen.

De azijn voeg je toe om alle mineralen uit het beendermateriaal en in je soep te krijgen, zodat je er ten volle gebruik van kunt maken.

CULI-TIP: de bouillon die je op deze manier krijgt is nog vrij flauw en moet je op smaak brengen met zout en kruiden. Wil je liever meteen een smaakvolle bouillon? Voeg dan tijdens het trekken niet alleen botten toe, maar ook restjes uienschillen, preigroen, wortels, knoflook en rode wijn! Zout voeg je altijd pas toe na het trekken van de bouillon, anders trekken de mineralen minder makkelijk uit de botten en in het water.

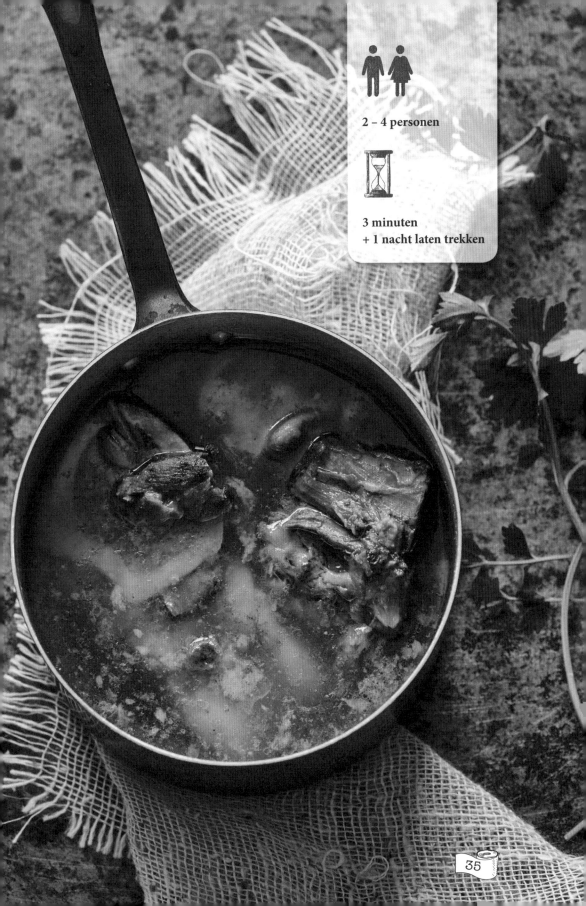

2 – 4 personen

3 minuten
+ 1 nacht laten trekken

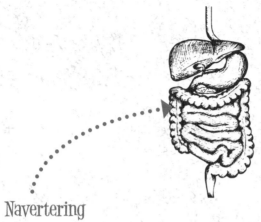

Navertering

Je darmflora zorgt voor de navertering van voedsel. In je dunne darm zijn de belangrijkste voedingsstoffen eruit gehaald om verder verwerkt te worden tot enzymen, hormonen, cellen en alles wat je nog meer nodig hebt als je een lichaam in stand wilt houden.

In je dikke darm storten je darmbacteriën zich op de restjes. Hier wordt overtollig vocht aan de voedselbrij onttrokken. De darmbacteriën zetten de onverteerbare voedingsstoffen om in stoffen die we wél kunnen opnemen en produceren zuren om de darmen te verdedigen tegen indringers (*zie Je darmflora pagina 41*).

Hier wordt ook de kleur, vorm en geur van je drol bepaald. Gaat je voedsel te snel door de darmen heen, dan is er te weinig tijd om genoeg vocht (en voedingsstoffen) te onttrekken en verlaat het je lichaam als diarree. Blijft het te lang 'hangen', of vindt je lijf het nodig om zo veel mogelijk vocht terug te halen uit de ontlasting omdat je eigenlijk te weinig water drinkt, dan kun je last krijgen van verstopping.

Doen je bacteriën zich tegoed aan halfverteerde voedingsstoffen (omdat er in de eerdere verteringsstappen iets misgegaan is), dan kun je stinkende ontlasting of overmatige gasvorming krijgen.

Al het voedsel dat je er aan de voorkant in stopt, moet er aan de achterkant tenslotte ook weer uit. Eerst verzamelt het zich in je endeldarm, het laatste stukje van je darmen. Zit daar genoeg poep, dan krijgen je hersenen een seintje: hup, zoek een plekje – eruit met die handel! Als het echt nodig is kun je het nog wel even uitstellen (liever niet natuurlijk), maar uiteindelijk moet je.

Aan het einde van je darm zitten twee kringspieren. De eerste (binnenste) kunnen we niet bewust beïnvloeden, maar de tweede (buitenste) wel. Die kun je aanspannen als het even niet uitkomt om op dat moment te poepen. Ben je eenmaal zover, dan ontspant je buitenste kringspier en daardoor spant de binnenste automatisch aan om de ontlasting eruit te werken. En voilà: poep!

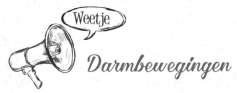
Darmbewegingen

Voor een goede peristaltiek (knijpende darmbewegingen die zorgen voor de darmpassage) moeten je darmen zich samentrekken maar ook ontspannen. Vóór de drol uit, moet de darm zich kunnen ontspannen, zodat de ontlasting erdoorheen kan. De neurotransmitter serotonine speelt hierbij een belangrijke rol (*zie ook Je tweede brein pagina 66*). Heb je last van verstopping met kleine keuteltjes? Dan zou serotonine weleens een rol kunnen spelen (*zie ook Eerste hulp bij verstopping pagina 174*).

Poepen met een krukje

Als je gaat, doe het dan op de juiste manier. 'De juiste manier? Alsof ik niet weet hoe ik moet poepen!' Nou… misschien weet je dat inderdaad niet. Want wist je bijvoorbeeld dat je op een gemiddeld toilet poept in een volkomen verkeerde houding? Je zou het niet zeggen, maar een mens is niet gemaakt om te zitten als hij poept. Het is zelfs de vraag of de mens überhaupt wel gemaakt is om op stoelen te zitten, maar dat is een ander verhaal. Van nature horen we te **hurken** om ons te ontlasten.

Maakt dat uit? Behoorlijk, zo blijkt. Als je staat, trekt een spier aan rondom het onderste gedeelte van je darmen, daar waar je dikke darm overgaat in je endeldarm. Als je zit zoals op een stoel of op het toilet, ontspant deze spier zich slechts gedeeltelijk. Hierdoor moet de ontlasting nogal moeite doen om naar buiten te komen. Als je hurkt, ontspant deze spier zich volledig en kan alles soepel passeren.

Hurken dus. Met een krukje waar je je voeten op kunt zetten terwijl je zit. Ja hoor, jullie mogen alles van me weten: ik gebruik een krukje als ik naar de wc ga. Ik vind het geweldig, alles gaat inderdáád veel soepeler en ik moet bekennen dat ik het ding mis als ik ergens anders ben. Er zijn zelfs speciale krukjes van kersenhout (of, iets goedkoper, van plastic) die precies om je toiletpot passen!

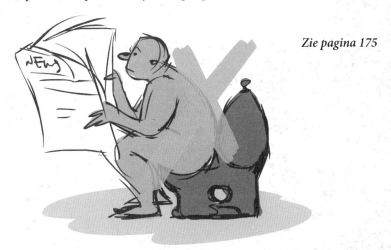

Zie pagina 175

JA HOOR, JULLIE MOGEN ALLES VAN
ME WETEN: IK GEBRUIK EEN KRUKJE
ALS IK NAAR DE WC GA.
IK VIND HET GEWELDIG,
ALLES GAAT INDERDÁÁD VEEL
SOEPELER EN IK MOET BEKENNEN
DAT IK HET DING MIS ALS IK ERGENS
ANDERS BEN.

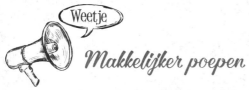

Makkelijker poepen

Moet je naar de wc? Ga dan zo snel mogelijk. Ophouden is een handige functie van je lichaam, maar echt niet gezond. Er wordt meer vocht uit je ontlasting gehaald, waardoor je last kunt krijgen van verstopping en je afvalstoffen niet direct kwijtraakt. Bovendien ga je met een buik vol poep automatisch hoger ademen, waardoor je lichaam 'denkt' dat er een stress-situatie is. Allemaal niet handig.

Heb je moeite om te gaan, omdat je bijvoorbeeld ergens anders bent?
Zo lukt het wel:

- Hou je oren dicht (zo hoor je jezelf niet, dat helpt).
- Adem goed en rustig, ga niet zitten persen.
- Lees iets (desnoods de verpakking van het toiletpapier).
- Train jezelf om een liedje of beeld op te roepen in je hoofd, iedere keer als je poept. Denk bijvoorbeeld aan sluizen die opengaan of een kip die een ei legt. Het hoeft niet hoogstaand te zijn, als het maar werkt. Doe je dit altijd, dan helpt Pavlov je een handje als je ergens anders bent!

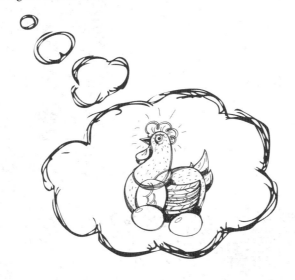

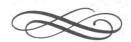

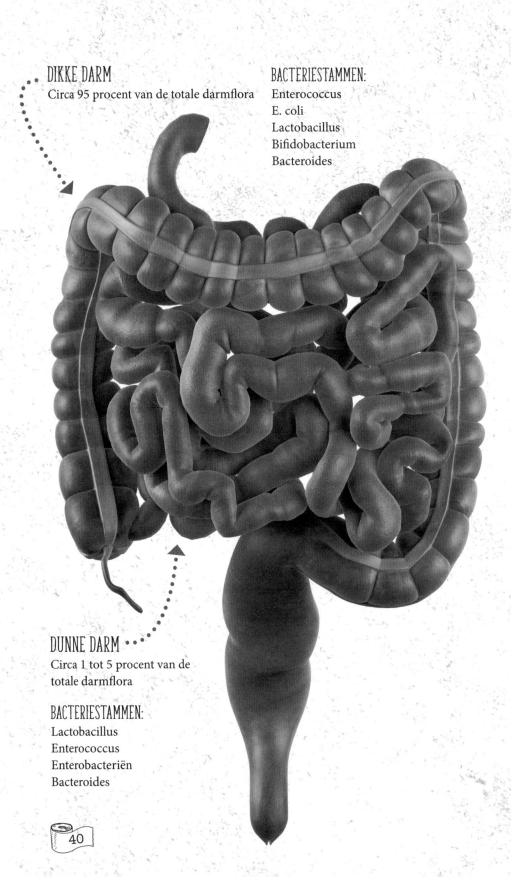

DIKKE DARM
Circa 95 procent van de totale darmflora

BACTERIESTAMMEN:
Enterococcus
E. coli
Lactobacillus
Bifidobacterium
Bacteroides

DUNNE DARM
Circa 1 tot 5 procent van de
totale darmflora

BACTERIESTAMMEN:
Lactobacillus
Enterococcus
Enterobacteriën
Bacteroides

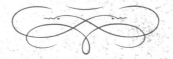

HOOFDSTUK 2

Je darmflora

D e darmflora is het geheel van bacteriën, schimmels en zelfs parasieten dat in de menselijke darm leeft. We gebruiken de term meestal als we de 'goede' bacteriën bedoelen, dus de eigen darmflora die in de darm hoort te zitten. Een ander woord hiervoor is het microbioom. In de dunne darm zitten maar weinig bacteriën (ongeveer 1 procent van je totale darmflora). Dat hoort ook zo: in de dunne darm vindt de (enzymatische) voorvertering plaats. Pas in de dikke darm begint de (bacteriële) navertering. Als alles goed gaat, reist het voedsel behoorlijk snel door de dunne darm heen en krijgen de bacteriën niet de kans om er te blijven wonen. Sterker nog: als er te veel bacteriën in je dunne darm blijven hangen, begint de navertering te vroeg en kun je last krijgen van klachten zoals een opgeblazen gevoel, oprispingen (zeg maar gerust: boeren waar de ramen van trillen) of dunne ontlasting. Het heeft zelfs een naam: SIBO (Small Intestine Bacterial Overgrowth) en je kunt er behoorlijke klachten van krijgen.

De darmflora in de dikke darm haalt zo veel mogelijk overgebleven voedingsstoffen uit de voedselbrij. Dat doen ze bijvoorbeeld door het voedsel te *fermenteren*: ze zetten suikers en vezels om in voedingszuren.

Voedingszuren

Voedingszuren zijn belangrijk voor je:
- Ze zorgen voor het prikkelen van de spieren in de darmwand, zodat die lekker gaan werken en de peristaltiek (samentrekkende darmbewegingen) goed op gang komt. Met andere woorden: ze zorgen dat je geregeld naar het toilet kunt.
- Ze zorgen ook voor een omgeving waarin slechte bacteriën, schimmels en parasieten zich niet prettig voelen. Een gezonde pH-waarde in de darm is ± 5.8-6.5. Is je darm te zuur, dan werken de spijsverteringsenzymen niet goed (en krijg je sneller last van kramp en dunne ontlasting). Niet zuur genoeg, dan krijgen ziekteverwekkers de kans (en heb je meer kans op verstopping).
- Voedingszuren zijn heerlijk voor je eigen, goede darmflora en helpen die gezond te houden.

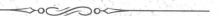

Wist je dat...

- ...je 700 -1000 verschillende soorten bacteriën in je darmen hebt?
- ...die bacteriën samen een gewicht hebben van 2 tot 3 kilo?
- ...de samenstelling van je darmflora net zo uniek is als een vingerafdruk?
- ...er bijna drie keer zoveel bacteriën in je darmen zitten als je cellen in je lichaam hebt? En veel meer bacterieel DNA dan je eigen DNA (wie zei dat je van jezelf was?)
- ...je darmflora zich razendsnel aanpast aan wat je eet – vaak binnen een paar uur al?
- ...het ecosysteem van je darmflora een ongure plek is waar bacteriën hard moeten werken voor hun leven – compleet met 'eten of gegeten worden' en chemische oorlogvoering om de eigen kolonie in stand te houden?

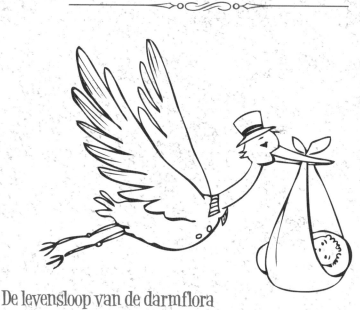

De levensloop van de darmflora

Vóór de geboorte, als een baby nog in de baarmoeder ligt, zijn de darmen (bijna) steriel. Er zitten (waarschijnlijk) nog geen bacteriën in – hoewel razend interessant onderzoek laat zien dat ook de placenta al een eigen bacteriële flora heeft! Ook zijn de darmen zuurstofrijk, net als de rest van het lichaam, omdat de navelstreng het hele lichaam van zuurstof voorziet. Tijdens de geboorte krijgt een baby de eerste 'hap' bacteriën uit de vagina en anus van de moeder. Klinkt een beetje vies, maar het is gelukkig heel normaal en zelfs hard nodig. Deze **eerste kolonisatie** is namelijk heel belangrijk voor het functioneren van de darmen en opbouw van de darmflora.

De bacteriestammen die in de darmen van de baby overleven, zijn **aeroob** – onder andere Enterococcus en E. coli (niet die nare 0157, maar de gezonde broertjes ervan).[1]

Dat wil zeggen dat ze in zuurstofrijke omstandigheden leven – ze kunnen goed tegen zuurstof en vreten de zuurstof in de darmen als het ware weg.

Door dat te doen, maken ze het milieu in de darmen geschikt voor de bacteriestammen van de **tweede kolonisatie**. Deze stammen (onder andere Bacteroides en Bifidobacterium) zijn **anaeroob** – ze kunnen dus niet leven onder zuurstofrijke omstandigheden. De baby krijgt ze binnen via de borstvoeding en door de verzorging, handjes in de mond stoppen en andere normale dingen in een babyleven. [2]

Rond zes maanden krijgt een baby de eerste hapjes en komt er weer een hele sloot aan bacteriën binnen. Dit zou je de **derde kolonisatie** kunnen noemen. Wat een baby vanaf dat moment eet, is (mede)bepalend voor welke bacteriën er in de darm groeien. De darmflora blijft zich ontwikkelen tot ongeveer 24 maanden. Rond de tweede verjaardag is de ontwikkeling van de darmflora afgerond en is de darmflora van het kind 'volwassen'. Als het goed is, poept hij dan dus ook volwassen drollen (hopelijk alleen wat kleiner). Die horen, net als bij een volwassene, tussen de 3 en 4 op de Bristol Stool Chart te zitten. Maar hoeveel kinderen kennen we niet die een pindakaas-achtige substantie in hun luier hebben? Dat komt zelfs zoveel voor dat we ons vaak niet eens meer realiseren dat het niet zo hoort – nee, het hoort dus niet zo! Wat er precies aan de hand is als een kind wél 'pindakaas' poept, is moeilijk te zeggen zonder gedegen onderzoek, maar je kunt er donder op zeggen dat de darmflora-opbouw dan niet helemaal goed is gelukt.

Als alles goed gaat, blijft de samenstelling van de darmflora ongeveer gelijk totdat je een jaar of 50 bent. Daarna gaan veel spijsverteringsfuncties achteruit (*zie ook Wijs en grijs met gezonde darmen pagina 132*) en wordt ook de kwaliteit van de darmflora minder. Het is wel de vraag of dit iets is dat van nature bij de mens hoort, of dat het komt doordat onze leefstijl en voeding niet optimaal zijn…

De invloed van de geboorte en voeding

Hoe een baby geboren wordt en wat hij daarna te eten krijgt, is heel belangrijk voor de beginnende darmflora. Na een keizersnede heeft de darmflora van een baby een andere samenstelling dan na een vaginale geboorte. Ook geeft flesvoeding een andere samenstelling van de darmflora dan borstvoeding. [3,4]

---

[1] The origin of O-serotypes of Escherichia coli in babies after normal delivery. K. A. Bettelheim, A. Breadon, M.C. Faiers, S.M. O'Farrell, R. A. Shooter. J Hyg (Lond). 1974;72(1):67-70.

[2] Intestinal microflora in early infancy: composition and development. S Fanaro, R Chierici, P Guerrini and V Vigi. Acta Paediatr Suppl. 2003 Sep;91(441):48-55.

[3] The effect of humanized milks and supplemented breastfeeding on the faecal flora of infants. C.L. Bullen, P.V. Tearle, M.G. Stewart. J Med Microbiol. 1977;10(4):403-13.

[4] Studies of infant feeding VI. A bacteriological study of the feces and the food of normal babies receiving breast milk. E.W. Brown, A.W. Bosworth. Am J Dis Child. 1922;23(3):243-258

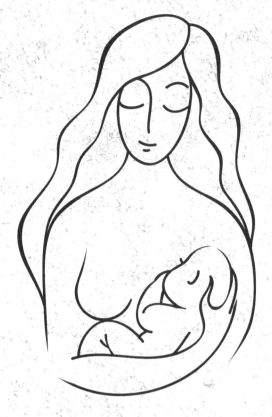

Dat is overigens geen waardeoordeel, maar wél handig om te weten. Heb je een baby (in je omgeving) die ter wereld is gekomen met een keizersnede? Of krijgt de baby om de een of andere reden flesvoeding in plaats van borstvoeding? Neem dan contact op met een deskundige die kan helpen om de darmflora toch zo goed mogelijk te laten ontwikkelen.

Bacteriestam	Bij keizersnede	Bij flesvoeding	Bij vaginale geboorte en borstvoeding
Lactobacillus	🦠🦠	🦠🦠🦠	🦠🦠🦠🦠🦠
Bifidobacterium	🦠🦠	🦠🦠🦠🦠	🦠🦠🦠🦠🦠
Bacteroïdes	🦠🦠🦠🦠	🦠🦠	🦠🦠🦠🦠🦠

Bij een vaginale geboorte en/of borstvoeding zijn er relatief meer goede en minder slechte bacteriën dan bij een keizersnede en/of flesvoeding.

Bacteriestam	Bij keizersnede	Bij flesvoeding	Bij vaginale geboorte en borstvoeding
E. coli (de slechte vorm)	🦠🦠🦠🦠	🦠🦠	🦠
Proteus, Klebsiella	🦠🦠🦠🦠	🦠🦠	🦠
Clostridium soorten	🦠🦠🦠🦠🦠	🦠🦠🦠🦠	🦠
Eubacteriën	🦠🦠🦠	🦠🦠🦠	🦠

Wanneer start je met bijvoeden van je baby?

Het blijft een moeilijk onderwerp: bijvoeden. Want moet je daar nu echt mee wachten tot zes maanden, ook als je het idee hebt dat je kindje er met 3,5 maand écht al aan toe is?

Eerst een belangrijke mededeling: dit is geen veroordeling naar ouders die eerder dan zes maanden zijn gaan bijvoeden. We bekijken het puur vanuit de lichamelijke kant van de (ontwikkeling van de) baby, dus neem het ter informatie aan en doe ermee wat jou goed lijkt.

Bij de geboorte is een babydarm lek (*zie Lekkende darmen pagina 32*). De cellen van de darmwand staan nog niet helemaal strak tegen elkaar aan en de *tight junctions* zijn nog niet goed aangelegd. Bij een baby is dat heel normaal. Bij volwassenen komt het ook weleens voor, maar dan is het een probleem.

Die 'lekke' darm is prima, want omdat veel spijsverteringssappen bij een baby nog niet optimaal aanwezig zijn, wordt voeding nog niet optimaal verteerd. Borstvoeding is daar precies op afgestemd: het bevat alleen goed voorverteerde voedingsstoffen. De darm van een jonge baby laat die bijna onveranderd door, zodat hij de juiste voedings- én immuunstoffen binnenkrijgt via de moedermelk.

Bovendien legt moedermelk een beschermend laagje van oligosacchariden (suikerketens) en eiwitten over de 'lekke' darmwand, waardoor het stukje bij beetje de darm helpt te sluiten en deze voorbereidt op vaste voeding. Dit proces is fragiel. Je baby voortijdig met iets anders voeden dan moedermelk kan het beschermlaagje (tijdelijk) beschadigen, zelfs al is het maar één keer. Dat is een confronterende gedachte, want heel veel ouders hebben (om welke reden dan ook) hun kindje weleens bijgevoed met kunstvoeding of alvast een hapje fruitpap gegeven. Nogmaals: geen veroordeling, ik vertel alleen wat er fysiologisch gezien in de darm gebeurt op dat moment.

Begin je te vroeg met bijvoeden, dan raakt het beschermende laagje beschadigd. De *tight junctions* tussen de cellen zijn nog niet volledig gesloten en laten nog grote brokken voedingsstoffen door. De moedermelk is daarop afgestemd, een fruithapje niet. Daar zitten geen losse (door mama voorverteerde) aminozuren in, maar hele eiwitten die de baby zelf moet verteren. Dat kan hij nog niet goed, dus er blijven eiwitten over. Die kunnen stiekem door de darmwand heen glippen, terwijl dat niet de bedoeling is.

Die eiwitten komen in het lichaam terecht en activeren daar het immuunsysteem, dat denkt dat er indringers aanwezig zijn die vernietigd moeten worden. Het vernietigen van een indringer doe je het meest effectief met kleine ontstekingen. Dat is helemaal niet erg – maar zijn er te veel ontstekingen, dan kunnen ze klachten zoals eczeem en astma verergeren.

Indringers

Het beschermlaagje dat borstvoeding over de darmwand legt is dus hard nodig. Pas na (ongeveer) zes maanden zijn de cellen en *tight junctions* van de darmwand voldoende 'gerijpt' om iets anders dan moedermelk te kunnen verteren. Ook heeft (in een gezonde situatie) de darmflora inmiddels de tijd gekregen om zich stevig te vestigen. Langzamerhand maken de bacteriën (samen met de slijmbekercellen van de darm) een eigen slijmlaag aan die de taak van de moedermelk-beschermlaag overneemt.

De darmflora en het darmslijmvlies houden elkaar in evenwicht. Zonder een gezond slijmvlies kunnen de darmbacteriën niet leven, en zonder de darmflora droogt het slijmvlies uit en beschadigt het makkelijker. Ook hier zie je de gevolgen van te vroeg starten met bijvoeding: het darmslijmvlies raakt beschadigd, terwijl je op dat moment een hele hap aan nieuwe bacteriën (en indringers) naar binnen lepelt. De eigen darmflora kan zich daardoor moeilijker in stand houden, en pathogenen (ziekteverwekkers) krijgen de kans om uit te groeien tot schadelijke kolonies.

En natuurlijk kan een kind ook klachten krijgen als je borstvoeding geeft en zes maanden wacht met bijvoeden. Een slechte darmflora wordt echt niet alleen veroorzaakt door te vroege bijvoeding. Maar juist omdat de darmflora in het latere leven hoogstwaarschijnlijk rake klappen gaat krijgen van voeding, stress en medicatie, is het belangrijk om die de beste start te geven die het kan krijgen.

Met te vroeg bijvoeden vergroot je het risico op een slechte darmflora en ontstekingen van het maagdarmkanaal, eczeem, luchtwegklachten, allergieën en overgewicht. [1,2,3,4] Door te wachten tot zes maanden vergroot je het risico op... niets. Er is geen consequentie aan iets langer wachten.
Er wordt weleens gezegd dat 'laat' beginnen meer risico geeft op allergieën – maar het onderzoek waarnaar dan wordt verwezen, stelt daarvoor een termijn van vier tot zes maanden. Dus er is geen hoger risico als je met zes maanden begint, terwijl andere

onderzoeken laten zien dat bijvoorbeeld het risico op coeliakie wel afneemt als je pas rond zes maanden begint in plaats van met vier. [5,6] Wachten heeft dus geen negatieve gevolgen, anders dan dat je zelf je eigen ongeduld moet bedwingen. Er kunnen wél negatieve gevolgen zijn als je eerder begint. Mij lijkt het een duidelijke keuze.

Moet je dan wachten tot je kind op de kop af zes maanden is? In de oertijd hadden ze toch ook geen kalender? Nee, dat klopt, een dag meer of minder maakt niet uit. Ik denk zelfs dat een week meer of minder je kind niet zijn darm gaat kosten. Maar het punt blijft: waarom zou je met vier maanden al beginnen als het veiliger is om te starten naarmate je spruit de zes maanden nadert?

---

[1] Cochrane review 'Optimal duration of exclusive breastfeeding: a systematic review', M.S. Kramer et al. WHO Publication 2002 / Cochrane Database Syst Rev. 2012 Aug 15;8:CD003517.

[2] Breastfeeding and obesity: a cross sectional study. Kries et.al. BMJ 1999; 319(7203):147-50.

[3] Systematic Review of the Relationship Between Early Introduction of Solid Foods to Infants and the Development of Allergic Disease. Tarini et.al. Arch Pediatr Adolesc Med. 2006;160(5):502-507.

[4] Prolonged and Exclusive Breastfeeding Reduces the Risk of Infectious Diseases in Infancy. Duijts et. al. Erasmus universiteit, pediatrics 2010.

[5] Kenniscentrum Borstvoeding verwerpt richtlijn 4 maanden. M. Greve, http://bit.ly/1WwReYi 04/2016

[6] Does early introduction of gluten prevent Celiac in kids? C. Kresser, http://bit.ly/1Dcq0ZP 04/2016

Opbouw van de darmflora

We hebben het voor het gemak over 'goede' en 'slechte' bacteriën, maar dat klopt eigenlijk niet. Na de opbouw van de darmflora in de eerste twee jaar, heeft ieder van ons zo'n zevenhonderd tot duizend verschillende stammen in zijn of haar darmen wonen. De precieze samenstelling van die stammen is net zo uniek als je vingerafdruk! Als alles goed gaat, houden al die stammen elkaar in evenwicht. De ene stam zorgt dat de andere niet uitgroeit tot schadelijke proporties. De ander is dan weer een voedingsbron voor de derde, die op zijn beurt weer invloed heeft op het welzijn van de eerste. Enzovoort. Er zijn zelfs aanwijzingen dat bepaalde stammen elkaars taken kunnen overnemen. Wetenschappers vermoeden dat het niet zoveel uitmaakt welke stammen er precies aanwezig zijn in de darmen, als de hele kolonie samen maar over bepaalde genetische eigenschappen beschikt.

Als er geen rare dingen gebeuren, blijft de samenstelling van al die stammen levenslang min of meer gelijk. Jammer genoeg gebeuren er vaak wél rare dingen: door medicijngebruik, verkeerde voeding en stress kan de darmflora flink uit balans raken. Een darmflora die niet 'in balans' is komt heel vaak voor, zowel bij volwassenen als kinderen. Onze voedingspatronen en leefstijlen zijn er eigenlijk niet meer op gericht om de darmflora in stand te houden en aan te vullen. Wij eten bijvoorbeeld bijna geen gefermenteerde producten die belangrijke bacteriestammen aanvoeren, houden onze huizen en huiden (te) hygiënisch schoon, en krijgen veel stoffen binnen die de darmflora kunnen aantasten.

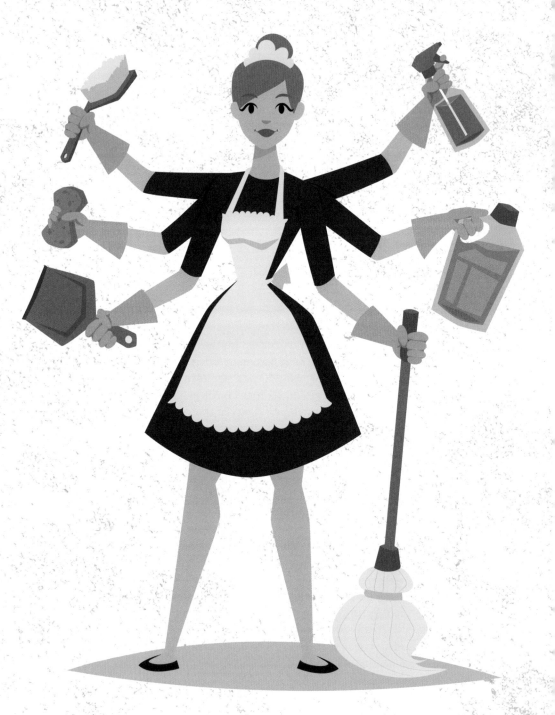

Maar hoe zit het eigenlijk met die 'balans'? Je hebt al geleerd dat er een verdeling is van bacteriën naar hoe ze het liefste leven: met veel zuurstof om zich heen (aeroob) of zonder zuurstof (anaeroob). Maar dat zegt nog niets over hoe goed die bacteriën voor ons zijn: bij zowel aerobe als anaerobe stammen vinden we vriendelijke en minder leuke bacteriën.

We kunnen ook een indeling maken naar de tijd die bacteriën in onze darmen blijven, met andere woorden: hoe graag we ze in onze darmen willen houden:
- **Residente flora:** dit is onze 'huis'-flora, de gezonde stammen die we horen te hebben in onze darmen en die nuttige taken voor ons vervullen. Het is belangrijk hier voldoende van te hebben, en ze te helpen om uit te groeien tot een sterke kolonie. Dit zijn stammen als E. coli (de gezonde varianten), Enterococcus, Lactobacillus, Bacteroides en Bifidobacterium.
- **Transiënte flora:** dit zijn de bacteriën die we liever 'op doorreis' zien. Er is altijd wel een klein beetje van aanwezig in onze darmen en dat is prima. Maar het is niet de bedoeling dat ze sterke kolonies vormen, want dan maken ze ons ziek. Dit zijn stammen als E. coli 0157 (de slechte), Clostridium, Klebsiella, Citrobacter, Salmonella, Candida en parasieten zoals Blastocystis, Dientamoeba en Pseudomonas.

De hoeveelheid en samenstelling van de verschillende stammen verschilt per persoon (en zelfs per plaats in de darm), maar je begrijpt dat het de bedoeling is dat de vriendelijke bacteriën de overhand blijven houden.

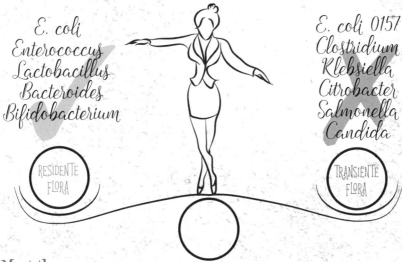

Meet the guys

Er zijn veel te veel bacteriën om hier allemaal te benoemen. Maar er zijn wel een aantal interessante groepen aan wie ik je wil voorstellen. Dit zijn overigens niet de grootste groepen bacteriën in je darmen, maar wel de soorten waar je (onder andere) aan kunt zien hoe goed het met je darmflora gaat.

EEN SLECHTE DARMFLORA WORDT
ECHT NIET ALLEEN VEROORZAAKT
DOOR TE VROEGE BIJVOEDING.
MAAR JUIST OMDAT DE
DARMFLORA IN HET LATERE
LEVEN HOOGSTWAARSCHIJNLIJK
RAKE KLAPPEN GAAT KRIJGEN VAN
VOEDING, STRESS EN MEDICATIE, IS
HET BELANGRIJK OM DIE DE BESTE
START TE GEVEN DIE HET KAN
KRIJGEN.

YEAAHHH
GUYS

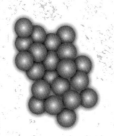

Enterococcus (o.a. E. faecalis, E. faecium, E. durans):
dit zijn *aerobe* bacteriën. Zij verwerken zuurstof die in je darmen terechtkomt en houden daarmee het milieu in de darm anaeroob (zuurstofloos), zodat de andere stammen daarin kunnen leven. Ook prikkelen ze je immuunsysteem, zodat dit getraind wordt om voldoende afweerstoffen te maken. Die afweerstoffen, zoals sIgA, komen voor een gedeelte weer terug in de darmen, waarover later meer.

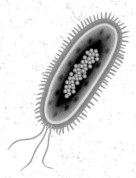

Escherichia (o.a. E. coli):
hiervoor geldt grotendeels hetzelfde als voor de Enterococcen. Beide produceren ze ook stoffen die schadelijke bacteriën, schimmels en andere indringers moeten tegengaan. Het gaat hier dan natuurlijk niet om het schadelijke type 0157:H7 waar je ziek van kunt worden, maar om andere types die juist goed voor je zijn. De vriendelijke vormen zijn bijvoorbeeld heel goed in het verminderen van Salmonella in je darmen (en dat is pas echt een engerd).

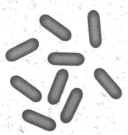

Bacteroïdes (o.a. B. fragilis, B. thetaiotaomicron – ja ja):
dit zijn anaerobe bacteriën. Ze kunnen dus niet tegen zuurstof. Ze produceren net als alle andere 'goede' bacteriën stoffen die de schadelijke bacteriën tegengaan. Daarnaast zorgen ze voor een voedingsbodem voor een andere groep darmflorabacteriën (de Bifidobacteriën). Als ze verlaagd zijn, krijgen de Bifidobacteriën minder voeding en verminderen die uiteindelijk ook in aantal. Zelf eet Bacteroïdes het liefst resistent zetmeel (*zie Eten voor je darmflora pagina 141*).

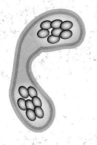

Bifidobacteriën (o.a. B. bifidum, B. lactis, B. infantis, B. breve, B. longum):
dit zijn ook anaerobe bacteriën. Ze maken zuren en andere stoffen aan die schadelijke bacteriën moeten tegengaan en helpen bij de spijsvertering. Bovendien maken ze energie aan die je darmen nodig hebben om goed te kunnen werken. Heb je te weinig Bifido's (en goede stammen in het algemeen), dan halen je darmen die energie noodgedwongen uit je eigen voorraad.

Lactobacillen (o.a. L. acidophilus, L. bulgaricus, L. casei, L. paracasei, L. rhamnosus):

dit zijn zuurvormers. Ze maken zuren aan en zorgen daarmee voor een gunstig, zuur milieu in de darm. Daarnaast maken ze stoffen aan als natuurlijke *waterstofperoxide*, die ervoor zorgen dat schimmels en gisten geen kans krijgen om uit te groeien.

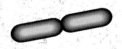

— ● ● —

Akkermansia (A. muciniphila):

dit is een nuttige bacterie die zorgt voor het afbreken van het darmslijmvlies. Afbreken, ja: door deze actie worden je darmen en darmflora gestimuleerd om schoon, nieuw slijm aan te maken. Snoeien om te groeien, dus! Ook wordt deze bacterie in verband gebracht met een gezond gewicht. Je kunt de Akkermansia niet in een potje kopen, maar je kunt hem wel voeren met (resistent) zetmeel.

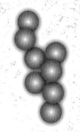

— ● ● —

Van sommige soorten heb je misschien weleens gehoord dat je er ziek van kunt worden. Bij veel soorten zijn er inderdaad types die ernstig ziekteverwekkend zijn. Toch kunnen hun broers erg gezond zijn en kunnen we die hard nodig hebben om een optimale darmflora te behouden. Bovendien kan in principe ook iedere goede soort klachten veroorzaken als hij de kans krijgt om de macht te grijpen en alle andere soorten te overstemmen. Gelukkig houden ze elkaar meestal in evenwicht.

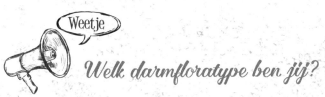

Weetje

Welk darmfloratype ben jij?

Iedereen op aarde behoort tot een van de drie grote 'darmfloratypes', waarbij steeds enkele soorten overheersen. Deze drie soorten zijn Prevotella, Bacteroides en Ruminococcus. Helaas weten we nog te weinig over deze drie om er echt actie op te kunnen ondernemen (wat we bijvoorbeeld wel kunnen met Lactobacillen en Bifidobacteriën), maar in de toekomst komen er misschien wel diëten en medicijnen gebaseerd op je darmfloratype!

BACTERIËN ZIJN NOGAL KIESKEURIG.
ZE HEBBEN VOCHT NODIG OM TE
LEVEN EN WILLEN ZO MIN MOGELIJK
TE MAKEN HEBBEN MET DE
CHEMISCHE OORLOGVOERING VAN HUN
MEDEDARMBEWONERS.

Darmmilieu en biofilm

Naast de darmflora is er ook nog het darmmilieu. Dat is de omgeving in je darmen zelf, met het darmslijmvlies en de inhoud van je darm. Het darmmilieu moet geschikt zijn voor de darmflora, anders kan die niet goed groeien en zullen de hoeveelheid en kwaliteit van de darmflora in de loop der tijd afnemen. Veel zaken (zoals voeding, stress, allergieën en medicijngebruik) zijn van invloed op het milieu in je darmen en daarmee op je darmflora. In de darmfloratherapie werken we meestal meer met het darmmilieu dan met de darmflora zelf – want als het milieu goed is, kan je eigen darmflora zichzelf meestal wel weer vermenigvuldigen tot een gezonde kolonie.

Is je darmmilieu niet in orde, dan helpt 'even wat probiotica slikken' meestal niet. Het helpt misschien voor even, maar zodra de probiotica op is, neemt het effect weer af. Bacteriën zijn nogal kieskeurig. Ze hebben vocht nodig om te leven en willen zo min mogelijk te maken hebben met de chemische oorlogvoering van hun mededarmbewoners. Daarom beschermen ze zichzelf met een slijmlaagje, dit noemen we de biofilm. Goede bacteriën maken een gunstige biofilm die onderdeel is van het darmslijmvlies en die helpt om de cellen van de darmwand gezond te houden. Minder leuke darmbewoners maken een biofilm die heel hardnekkig kan zijn. Deze 'slechte' biofilm heb je liever niet in je darmen, want die:

- vermindert de opname van voedingsstoffen.
- is een van de redenen dat er resistentie ontstaat: antibiotische stoffen dringen maar moeilijk door de stugge biofilm heen en kunnen de slechte bacteriën dus moeilijker bereiken.
- is in staat om goede bacteriën op te nemen in de slechte biofilm, waarna ze slechte eigenschappen krijgen en veel afvalstoffen gaan produceren.

Je snapt dat het vooral zaak is om te zorgen dat je een gezonde biofilm kweekt in je darmen – en dus dat de aardige bacteriën de overhand houden.

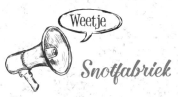

Weetje

Snotfabriek

Het bacterieslijmlaagje in de darmen is niet het enige slijm dat zich in je darmen bevindt. Ook je darmen zelf maken slijm aan om zichzelf lekker vochtig te houden. Dit gebeurt in de slijmbekercellen van de darm – kleine snotfabriekjes die de hele dag slijm produceren. Dat doen ze overigens ook onder invloed van de darmflora, dus dit is een perfect voorbeeld van symbiose: je bacteriën hebben jou(w slijm) nodig, en jij hebt hen ook nodig om voldoende slijm te produceren!

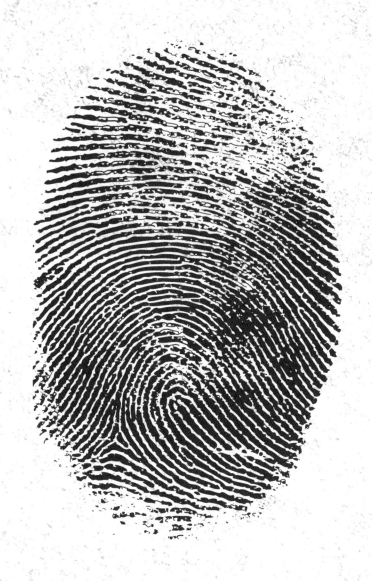

Na de opbouw van de darmflora in de eerste twee jaar, heeft ieder van ons zo'n zevenhonderd tot duizend verschillende stammen in zijn of haar darmen wonen. De precieze samenstelling van die stammen is net zo uniek als je vingerafdruk!

Misschien is het nog interessant om te weten dat het doel van probiotica vaak niet zozeer is om de bacteriën uit het potje te verhuizen naar je darm, maar om het darmmilieu (tijdelijk) te verbeteren. De meeste probiotische bacteriën blijven helemaal niet 'voor altijd' in je darmen hangen. Als je het milieu in je darmen verbetert, kunnen je eigen goede bacteriën weer hun unieke vingerafdrukpatroon vormen. Daarom is het slikken van probiotica ook veel effectiever als je intussen ook andere stappen zet om het darmmilieu te verbeteren.

Zo zorg je voor een gezond darmmilieu:
- Eet niet te veel 'rotzooi': klinkt flauw, maar dat is écht stap 1!
- Eet wel milieuverbeteraars: prebiotische vezels, gezonde vetten en antioxidanten. Groenten, fruit en noten dus – je had het zelf kunnen bedenken.
- Drink voldoende water.
- Zorg dat de rest van je spijsvertering op orde is (zie hoofdstuk 1).
- Haal de producten waar je niet tegen kunt uit je dieet (vraag hulp aan een deskundige om erachter te komen welke dat voor jou zijn en hoe je ze weglaat zonder tekorten te krijgen).

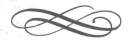

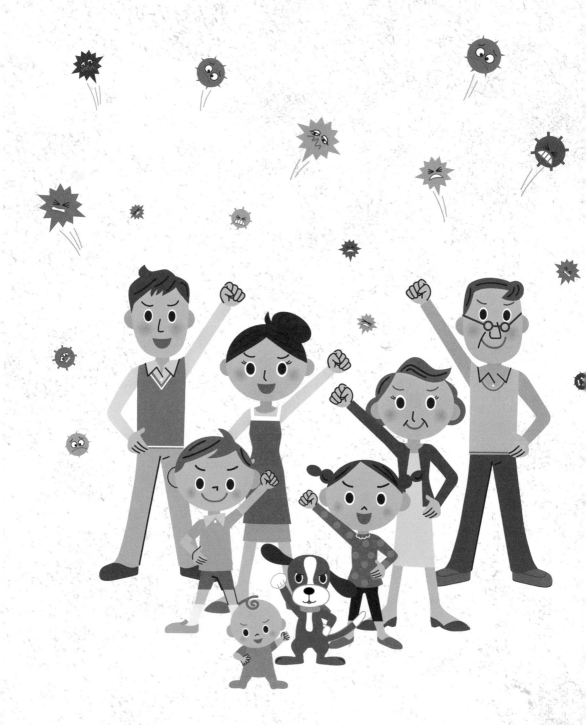

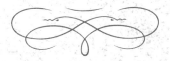

HOOFDSTUK 3

Wat je darmflora allemaal voor je doet

D e darmflora speelt een belangrijke rol in de gezondheid van het hele lichaam. In de darmen zelf zorgt een gezonde darmflora voor een goede spijsvertering, het opnemen van voedingsstoffen en het stimuleren van de darmbeweging en -passage. Naast zijn rol in de spijsvertering heeft de darmflora nog veel meer taken.

70 procent van je weerstand

Misschien heb je weleens horen zeggen dat 70 procent van je weerstand bepaald wordt in je buik. En dat klopt: je darmflora heeft een innige relatie met je immuunsysteem. Je darmen zitten aan de binnenkant, maar zijn eigenlijk deel van de buitenwereld. Een open buis waar de hele tijd stukken ~~taart~~ buitenwereld in gestopt worden, en daaromheen zit jij. Die buis is toevallig wel je grootste contactorgaan, en de grens tussen binnenwereld en buitenwereld. Reken maar dat die tot de tanden toe bewapend is! Zowel in de darm zelf als in de rest van je lichaam zorgt een gezonde darmflora ervoor dat er geen indringers blijven hangen waar je niet op zit te wachten.

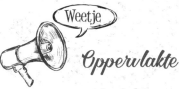

Oppervlakte

Je huid is een van de grootste organen en meet ongeveer 2 vierkante meter. Je longen zijn een flink stuk groter, ongeveer 100 m². Maar je darmen winnen deze wedstrijd met gemak. Je dunne darm alleen al is ongeveer 5 meter in lengte en heeft een oppervlakte van 600 m². Je dikke darm voegt daar nog eens 1,5 meter lengte en een oppervlakte van 100 m² aan toe

In de darm verdedigen de darmflorabacteriën hun plekje met hand en tand. Dat doen ze vooral uit eigenbelang, maar jij hebt er ook baat bij:

- De zuren die je darmflora produceert zijn gunstig voor het darmmilieu, maar ongunstig voor slechte bacteriën en schimmels.
- Ze maken wapens bij de vleet – verdedigingsstoffen om te zorgen dat de nare micro-organismen niet de overhand krijgen. Met een moeilijk woord heten deze stoffen bacteriocinen en bacteriostatica. Dat klinkt eng, maar ze zijn hard nodig.
- Verder heb je een stel kannibalen in je buik. Je bacteriën eten hun vijanden gewoon op! Dit proces heet macrofagie.
- Tot slot zitten die bacteriën ook gewoon in de weg met hun dikke kont. Waar goede bacteriën ruimte innemen, kunnen ziekteverwekkers simpelweg niet gaan zitten.

Ook buiten de darm speelt de darmflora een belangrijke rol in je afweer, namelijk door het prikkelen van je immuunsysteem:

- Sommige vriendelijke bacteriën prikkelen je immuunsysteem om Immuunglobuline A (IgA) aan te maken. Dit is een nuttige antistof die helpt te verdedigen tegen ziekteverwekkers.
- Een gedeelte van het IgA gaat weer terug de darm in en wordt dan secretorisch IgA (sIgA).
- Het sIgA werkt als een soort coating die om de indringers in de darm heen gaat zitten en er op die manier voor zorgt dat ze niet kunnen aangrijpen aan de darmwand. Ze kunnen dus niet blijven 'hangen' in de darm en spoelen met de ontlasting mee het lichaam uit.

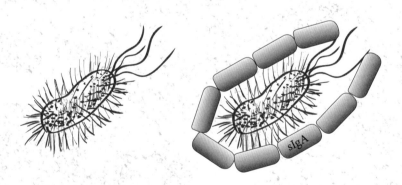

Eng beest (een ziekteverwekkende bacterie of parasiet) wordt ingekapseld door sIgA en zo onschadelijk gemaakt.

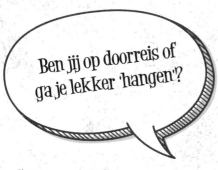

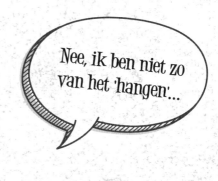

Communicatie

Wist je dat je bacteriën kunnen praten? Nee, ze voeren geen filosofische discussies – ze communiceren door middel van chemische signalen met elkaar en met je immuunsysteem. Ze laten bijvoorbeeld weten welke ziekteverwekkers er zijn. Daardoor kan je immuunsysteem precies in de juiste mate reageren (niet te veel en niet te weinig).

Is je immuunsysteem niet actief genoeg, dan word je continu ziek. Maar staat het te strak afgesteld, dan krijg je last van bijvoorbeeld allergieën. Zo is aangetoond dat het geven van probiotica (op de juiste manier) aan jonge baby's, ze een betere bescherming biedt tegen allergieën en eczeem [1]. Een gezonde darmflora prikkelt dus niet alleen je immuunsysteem, maar houdt de teugels ook strak in handen!

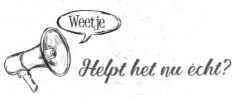

Helpt het nu ècht?

Prachtig al die theorie over het immuunsysteem, maar word je nu echt minder vaak ziek als je een betere darmflora hebt? Een studie onder kinderen toont aan van wel: de kinderen werden gedurende zes wintermaanden behandeld met ofwel Lactobacillus acidophilus, ofwel met een combinatie van L. acidophilus en Bifidobacterium animalis lactis Bi-07, of met een placebo. De groep die een combinatie van Lactobacillus en Bifidobacterium kreeg, had 72 procent minder koortsepisoden dan de placebogroep. Ook hoestten deze kinderen 62 procent minder en waren ze 59 procent minder verkouden; ze hadden in totaal zelfs 84 procent minder antibiotica nodig en het totale aantal ziektedagen was 46 procent lager. [2]

---

[1]   PANDA: Probiotics AND Allergy. Allergy, Niers L. et al, Folia Orthica 2009

[2]   Pediatrics. 2009 Aug;124(2):e172-9. doi: 10.1542/peds.2008-2666. Epub 2009 Jul 27.
      Probiotic effects on cold and influenza-like symptom incidence and duration in children.
      Leyer GJ1, Li S, Mubasher ME, Reifer C, Ouwehand AC.

Ziek of gezond?

Waarom is er bij lezingen toch altijd één bijdehante luisteraar die de opmerking maakt 'Ik eet al jaren alleen maar uit pakjes en zakjes, en ik ben nóóit ziek'? Maar waarom denken we automatisch dat als je niet *ziek bent*, je dan wel *gezond* zult zijn?

Stiekem ben ik ervan overtuigd dat veel mensen méér klachten hebben dan ze zich realiseren. Hoeveel mensen hebben immers darmklachten of een rottig ontlastingpatroon, maar denken dat het 'normaal' is? Hoeveel vrouwen kampen met heftige PMS en/of menstruatiepijn en denken: dat hoort er nu eenmaal bij? Hoeveel kantoormedewerkers zakken om vier uur 's middags in en slepen zich dan op wilskracht het laatste uurtje door?

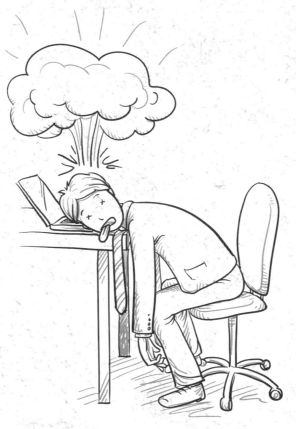

Al deze (en nog veel meer) dingen komen zó vaak voor dat we ze als maatschappij collectief als normaal zijn gaan beschouwen. Maar dat zijn ze niet! Een écht gezond mens is niet alleen niet ziek, maar is ook vol energie, heeft geen last van zijn maag of darmen, zit op een gewicht dat past bij zijn/haar bouw en heeft ook geen last van PMS. Een gezond mens heeft geen slechte huid, geen slaapproblemen, niet telkens ontstekingen en geen eczeemplekjes.

Al die dingen die wij zijn gaan beschouwen als 'normaal', zijn in feite tekenen van een leefstijl, voeding en darmflora die niet optimaal zijn. Is dat erg? Nu misschien nog niet, maar als je over tien jaar ineens écht iets ernstigs krijgt, waarschijnlijk wel. En het herstel van iets ernstigs is een stuk lastiger dan nu alvast beginnen met gezonder eten.

Soldaten

Dan heb je nog de mensen die nóóit ziek zijn. Omdat ze dat niet meer kunnen. Pardon? Jawel, omdat ze niet meer ziek kunnen worden. Voor echt goed ziek zijn, heb je namelijk niet alleen een ziekteverwekker nodig (zoals een virus of bacterie), maar ook een redelijk werkend immuunsysteem. Wat wij voelen als 'ziek zijn', is in feite het gevecht dat je immuunsysteem voert met de ziekteverwekker. Om te kunnen vechten, heb je wel soldaten nodig. Een gezonde darmflora *prikkelt* het immuunsysteem om die soldaten (immuunglobulinen) aan te maken.

Ik zie in mijn praktijk geregeld mensen die nooit ziek zijn. Als dan blijkt dat ze een extreem lage sIgA-telling hebben, is de kans groot dat ze simpelweg niet meer ziek kunnen worden. Officieel zegt een lage sIgA niets over een lage IgA-waarde, maar geloof mij maar: in werkelijkheid gaan ze best vaak samen. En dan gebeurt er iets wonderbaarlijks: als mensen die jarenlang niet ziek zijn geweest beginnen met een darmflorabehandeling, worden ze ineens verkouden. Of krijgen een griepje. En dat is dan dus mijn schuld, dat je het even weet. Gefeliciteerd met je gezonde immuunsysteem. *You're welcome.*

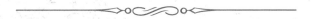

Vermoeidheid

Wist je trouwens dat je darmflora een aardig zelfredzaam volkje is? Ze produceren zo'n 40 procent van de energie die zijzelf en de darmen nodig hebben om goed te werken. De binnenste cellaag van de darmen (het epitheel) vernieuwt zichzelf iedere 72 uur. Je kunt je voorstellen dat daar nogal wat energie in gaat zitten.

Stel je eens voor dat je te weinig darmbacteriën hebt. Dan blijft de productie van die energie natuurlijk achterwege. Die moet je dan ergens anders vandaan halen – uit de 'voorraadkast' van je eigen lichaam bijvoorbeeld. Zou dat een verklaring kunnen zijn voor de vermoeidheid waar zoveel mensen mee te maken hebben?

WAT WIJ VOELEN ALS 'ZIEK ZIJN',
IS IN FEITE HET GEVECHT DAT JE
IMMUUNSYSTEEM VOERT MET DE
ZIEKTEVERWEKKER.

Bovendien produceert je darmflora ook een aantal belangrijke vitamines uit de B-groep en vitamine K. Vooral de B-vitamines zijn belangrijke componenten voor een gezond energieniveau. Daarbij zorgt je darmflora (vooral de Lactobacillen) ook voor een goede afvoer van afvalstoffen (samen met je lever natuurlijk).

Is je darmflora prut, dan ben je dus van twee kanten de sjaak: je mist een groot gedeelte van de opbouwende energie en vitamines, én je kunt je afval minder effectief aan de straat zetten. Geen wonder dat je de neiging hebt om voor de tv te hangen aan het einde van de dag…

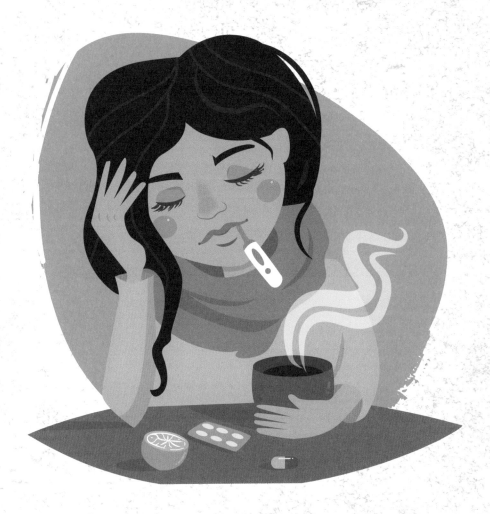

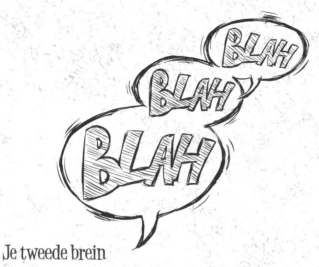

Je tweede brein

De darmen zijn verbonden met je brein. En dat merk je. Niet alleen omdat er bij sommige mensen ideeën uit hun mond komen die beter op hun plaats waren geweest aan de achterkant van hun lichaam, maar ook omdat je darmen een belangrijke producent zijn van stoffen waar je hersenen hun voordeel mee kunnen doen.

Wist je bijvoorbeeld dat zo'n 95 procent van de serotonine en 50 procent van het dopamine in je lichaam geproduceerd wordt door je darmflora? Tenminste, als alles goed gaat.

Even een opfrisles biologie. Serotonine en dopamine zijn neurotransmitters: boodschapperstoffen die de signalen in je hersenen overbrengen. Wordt er genoeg serotonine afgevuurd, dan voel je je prettig, veilig en gelukkig. Heb je een tekort, dan voel je je gestrest, onveilig en kun je depressieve klachten krijgen.

Dopamine zorgt voor snel kunnen denken, goed uit je woorden komen, je goed concentreren en ook een algeheel gevoel van energie en welbevinden. Het is een van de stoffen die in verband worden gebracht met het gevoel dat we flow noemen (lekker geconcentreerd werken waarbij je de tijd vergeet en heerlijk productief bent).

Een tekort aan dopamine is een van de belangrijkste factoren voor het ontstaan van (de symptomen van) ADHD. Ik vind dat interessant. Want natuurlijk kun je geen causaal verband leggen, maar onze darmflora's zijn de laatste decennia wel collectief achteruitgegaan en het aantal gevallen van ADHD is behoorlijk toegenomen. Bovendien zijn er wel degelijk onderzoeken die aantonen dat het geven van probiotica een positief effect heeft op de symptomen van ADHD. [1] Ook onderzoekers van autisme kijken met interesse naar de effecten van de darmgezondheid en de negatieve invloed van bijvoorbeeld parasieten op de symptomen die bij het autistisch spectrum horen.

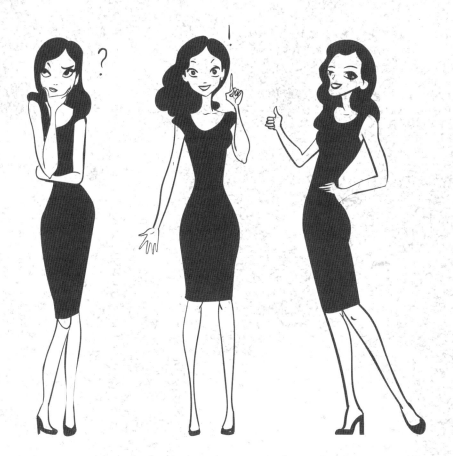

Even terug naar de realiteit: het is natuurlijk niet zo dat je, als je bij ernstige ADHD-klachten probiotica slikt, ineens klachtenvrij en geconcentreerd aan het werk kunt gaan. Maar een darmflora die uit balans is, helpt zéker ook niet om ADHD en andere psychische uitdagingen op te lossen.

En dan heb ik het nog niet eens over de ongelofelijke hoeveelheid zenuwcellen in onze darmen: minder dan in de hersenen, maar meer dan in het ruggenmerg. Die spelen een rol in allerlei processen, van de peristaltiek (darmbewegingen) tot het reguleren van ontstekingen. De hersenen hebben op hun beurt ook weer invloed op de darmgezondheid: is er veel angst en stress, dan vermindert de kwaliteit van de darmflora. Zo kun je dus in een negatieve spiraal terechtkomen, waarbij de klachten zichzelf in stand houden. Gelukkig wordt er nu veel onderzoek gedaan waarbij de darmflora, voeding en probiotica (als onderdeel van een groter geheel) worden meegenomen in het herstel bij complexe aandoeningen zoals depressie, chronisch vermoeidheidssyndroom en zelfs autisme.

---

[1] A possible link between early probiotic intervention and the risk of neuropsychiatric disorders later in childhood: a randomized trial. A. Pärtty et al. Pediatr Res. 2015;77(6):823-8.

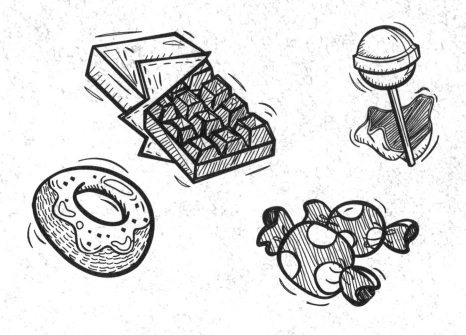

Darmflora en overgewicht

De een wordt al dik als-ie naar eten kijkt, de ander kan bergen chips en repen chocola naar binnen werken zonder een grammetje aan te komen. Hoe kan het toch? Het zou kunnen dat de darmflora een stukje van de puzzel is. En dan bedoel ik niet alleen dat je gemiddeld *twee kilo* aan bacteriegebeuren met je meezeult; het maakt ook uit *welke* beestjes je in je buik hebt. Het lijkt erop dat je van de een dikker wordt dan van de ander. Mooi. Heb je naast 'zware botten' nóg een excuus voor je gewicht: 'Ik heb gewoon een dikke darmflora, kan ik ook niks aan doen.' Of toch?

Een probioticum tegen overgewicht hoeven we voorlopig niet te verwachten. Een belangrijke stam die overgewicht lijkt te kunnen voorkomen, is namelijk *Bacteroides*. En die kun je jammer genoeg niet in een potje stoppen. Wat je wel kunt doen, is de Bacteroides te eten geven. Hij lust vooral graag resistent zetmeel (*zie Eten voor je darmflora pagina 141*). Al bij baby's van een maand oud kan een tekort aan Bacteroides-soorten een sterkere lichaamsgroei betekenen. Bij baby's is dat nog niet zo'n probleem, maar later in het leven kan die sterkere groei omslaan in overgewicht.

De belangrijkste 'dikmakende' bacterie is een leukerd met de naam *Methanobrevibacter smithii*. En die zorgt niet alleen voor overgewicht, maar ook voor de uitstoot van methaan in je lichaam. Dat betekent: een opgeblazen gevoel en winderigheid. En dat is meteen een interessant punt.

Een gewichtig of een omvangrijk probleem?

Ik sprak laatst een leuk iemand – over zijn gewicht. Hij is nogal fors (of zeg maar gewoon echt te dik). Maar toen hij zijn gewicht noemde, klopte daar niks van. Ik denk niet dat hij tegen me liegt, ik denk dat zijn darmen tegen hém liegen. Hij – laten we hem voor het gemak even Jaap noemen – weegt ongeveer 125 kilo. Nu is dat voor de meeste mensen te veel, en voor hem ook. Jaap is wel lang, 1.90 meter, maar ook bij die lengte is 125 kilo nog steeds te zwaar.

Maar ik verbaasde me niet over zijn gewicht. Wat me verbaasde, was de combinatie van zijn gewicht en zijn uiterlijk. Als je Jaap ziet zou je namelijk denken dat hij nog veel zwaarder is. Zijn taille/buik heeft een behoorlijke omvang en daardoor lijkt hij nog veel zwaarder dan hij daadwerkelijk is.

Jaap heeft last van lucht. En hij is niet de enige. Ik hoor vrouwen in mijn praktijk vaak klagen dat ze wel zwanger lijken, zo erg kan hun buik opgezet zijn. Bij mannen wordt het vaak een 'bierbuik' genoemd – óók als ze helemaal geen bier drinken. Jaap doet dat overigens wel (graag en veel), dus dan is het nóg makkelijker om te denken dat zijn omvang is te wijten aan een ongezonde leefstijl. Maar al die vrouwen zijn niet zwanger en ook Jaap wordt bedrogen door zijn eigen darmen.

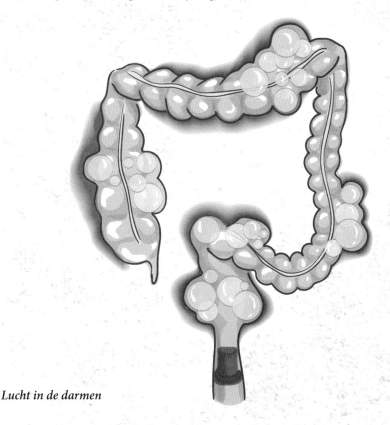

Lucht in de darmen

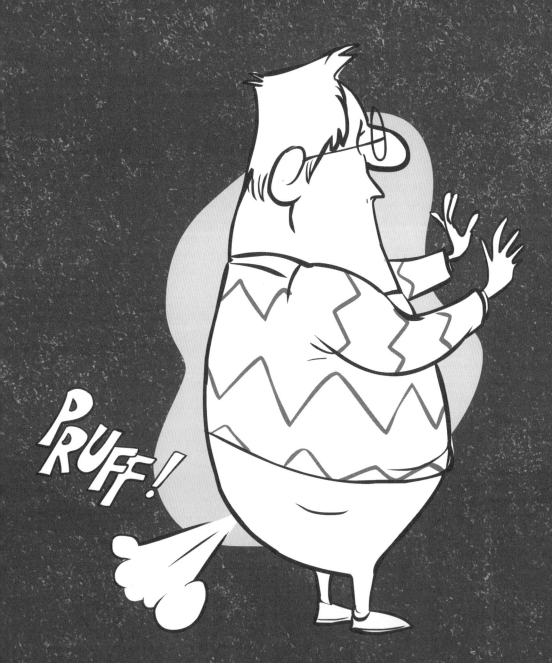

Hoe komt die lucht in de darmen? Vaak verloopt de spijsvertering niet goed. Bijvoorbeeld omdat de voorvertering niet optimaal is: omdat je niet goed kauwt, onvoldoende maagzuur aanmaakt of niet genoeg spijsverteringsenzymen. De bacteriën in je dikke darm vieren een feestje als er onvolledig verteerde voeding binnenkomt. Je eigen, goede darmflora kan daar niet zo goed tegen en sterft een dramatische dood, maar die plekken worden per direct ingenomen door andere flora. Gassenproducerende flora. Ze vreten zich vol met de onverteerde voeding en als dank produceren ze gas. Als beloning voor je slechte vertering krijg je een opgeblazen buik. En winderigheid op de koop toe.

Vooral koolhydraatverterende bacteriën zijn hier meesters in. Krijgen ze lekkere koolhydraten (suiker, jam, witbrood, pasta, aardappelen), dan produceren ze enorme hoeveelheden gas. Je kunt dit zelf herkennen, want dat gas komt eruit als harde knalscheten. Of, als je ergens anders bent en ze binnen probeert te houden, als enorme borrels in je buik (die dan hard en opgezet wordt). Niet zo gek dus dat je dan buikpijn krijgt en van ellende niet meer weet waar je het moet zoeken, of om de haverklap moet plassen omdat je opgezette darmen tegen je blaas drukken, en áls je dan eindelijk thuis bent en naar de wc kunt, de lucht en poep er ongecontroleerd uitvliegt. Niet echt lekker en jammer genoeg herkenbaar voor velen.

Er is nog een ster als het gaat om produceren van lucht en andere ongemakken: *Candida albicans* of een van haar andere familieleden (*C. glabrata, C. krusei, C. tropicalis*). Dit zijn gisten die normaal gesproken in de darm leven (vooral *C. albicans*) en daar zelfs nuttig zouden kunnen zijn. Maar als je darmflora niet op orde is, worden ze niet netjes onder de duim gehouden en grijpen ze hun kans. Ze groeien uit tot een schimmelvorm en schoppen als zodanig flink wat herrie. Ook Candida is dol op snelle suikers. Ze zwelgt en wentelt zich in de suikerrijke hapjes die ze van je krijgt en zal er dan ook alles aan doen om te zorgen dat je die blijft eten (trek in chocola, iemand?). En in ruil voor al dat lekkers produceert ze… gas.

Gas en overgewicht, wat doe je eraan?

Lekker dan. Kunnen we die metina, metoni, Methanobrevibacter en die Candinges niet gewoon doodmaken? Nee, als het zo simpel was… Als je ze alleen maar doodmaakt, heb je niets veranderd aan de oorzaak van het probleem (namelijk: waarom zitten ze daar?) en heb je ze binnen de kortste keren weer terug. En met een beetje probiotica kom je er ook niet.

Maar eigenlijk vind ik dat de hele discussie de verkeerde richting op gaat. De focus zou niet moeten liggen op afvallen. De focus zou moeten liggen op een gezonde leef- en eetstijl. Daarmee sla je alle vliegen in één klap: de darmflora wordt er gezonder door én je komt op een gezond gewicht (of je nu wilt aankomen of afvallen). Je wordt ook in het algemeen gezonder en je krijgt meer energie, bijvoorbeeld om gezond voor jezelf te koken of om meer te bewegen.

Want laten we eerlijk zijn: we worstelen als maatschappij nu al bijna tachtig jaar met overgewicht. Als er een pil was die het allemaal in één keer voor ons zou oplossen, zouden we intussen toch al van het probleem af zijn? Nee, als je hoopte op een probioticadieet heb ik slecht nieuws voor je: je zult er gewoon voor moeten werken om je darmflora (en gezondheid) te verbeteren. Alleen een paar bacteriën in je mond stoppen zal er niet voor zorgen dat je afvalt – maar andersom helpt een pruttige darmflora ook zeker niet om je gewicht naar beneden te krijgen!

Tips bij overgewicht:

1. In de afgelopen decennia zijn we bang gemaakt voor vet, want 'daar word je te dik van'. Dat blijkt iets subtieler te liggen: vetten zorgen er helemaal niet automatisch voor dat je gewicht toeneemt. Het gaat om de totaalsom van je dieet, niet alleen om de vetten. Sterker nog: voldoende (gezonde) vetten zorgen voor een milieu in je darmen waar de goede bacteriën zich prettig bij voelen.

2. De Methanobrevibacter zou ook een rol kunnen spelen bij het jojo-effect. Hij is namelijk erg efficiënt in het halen van energie uit voeding. We zien bijvoorbeeld ook dat de Methanobrevibacter sterk uitgroeit in mensen die weinig calorieën innemen, zoals anorexiapatiënten – maar ook bij mensen die crashdiëten. Er komen dan meer van deze bacteriën, die méér energie halen uit de voeding die je eet. Hoe minder je eet, hoe efficiënter je dus calorieën uit je voeding opneemt. Jezelf uithongeren om af te vallen werkt dus niet!

3. Niet de vetten, maar juist de snelle koolhydraten werken op verschillende manieren mee aan overgewicht. Zo voeden ze de bacteriën die methaan produceren en voeden ze schimmels zoals Candida, waardoor je snel een opgeblazen gevoel krijgt. Ook zorgt een teveel aan glucose in je bloed veel sneller voor de opslag van lichaamsvet dan het eten van veel vetten.

Mondflora

De darmflora is lang niet de enige bacteriekolonie die we in ons lijf hebben. Ook op en in je huid, oren, ogen, neus, navel, penis/vagina, onder je nagels zit het vol met microflora. En in je mond. Sterker nog: er zijn aanwijzingen dat je mondflora een van de belangrijkste factoren is voor het in stand houden van een gezonde darmflora. Staat de wetenschap over de darmflora eigenlijk nog in de kinderschoenen – als het gaat

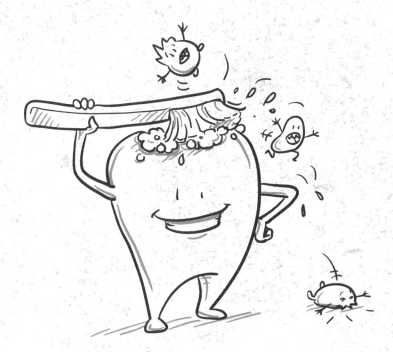

om de mondflora zou je kunnen zeggen dat we nog niet eens begonnen zijn. Er is nog maar weinig bekend, maar gelukkig komt er steeds meer onderzoek naar de mondflora: de meest voorkomende stammen worden langzamerhand geïdentificeerd en sommige vooroplopende wetenschappers durven zelfs al uitspraken te doen over de rol van de mondflora bij vervelende aandoeningen zoals parodontitis (tandvleesontsteking) en gevoeligheid voor gaatjes.

Helaas gaat het dan nog vooral over de slechte bacteriën, maar net als in de darmen krijgen die vooral de kans als er te weinig goede soorten aanwezig zijn. Een aantal fabrikanten is er dan ook al bovenop gedoken en levert nu naast een darmflora-probioticum ook een mondflora-probioticum.

Ik vind zelf de mondflora vooral interessant, omdat het een plek is waar je kunt zien hoe bacteriën het milieu waar ze in leven beïnvloeden. Je herkent het vast wel: je eet een koekje (of twee, of drie) en na een paar uur voelen je tanden ruw en ribbelig. Er zit een laagje op dat je er met je nagel af kunt krabben. Dat is plaque: een zichtbare vorm van de biofilm die bacteriën aanmaken om zichzelf te beschermen.

Dit laagje komt niet van de vriendelijkste bacteriën: het is het begin van tandsteen en tandbederf. En ze reageren op wat je eet. Neem maar eens de proef op de som: als je een dag lang geen suiker, granen en sterk bewerkte producten eet, is het laagje aan het einde van de dag veel minder. Vandaar dat natuurlijk levende en etende bevolkingsgroepen vaak al hun tanden nog in hun mond hebben, zonder moderne tandzorg.

HEB JE NAAST 'ZWARE BOTTEN' NÓG EEN EXCUUS VOOR JE GEWICHT: 'IK HEB GEWOON EEN DIKKE DARMFLORA. KAN IK OOK NIKS AAN DOEN.' OF TOCH?

In hoeverre hebben de antibacteriële eigenschappen van bijvoorbeeld composietvullingen een invloed op de gezondheid van de mondflora – en daarmee op de gezondheid van de darmflora? Er is nog veel te weinig bekend om er uitspraken over te doen, maar ik ben er zelf wel benieuwd naar. Niet dat je je tanden niet meer zou moeten laten vullen, maar het is voor mij bijvoorbeeld wel een extra reden om via andere wegen te zorgen dat mijn mondflora zo optimaal mogelijk blijft – met gezonde voeding en een tandpasta zonder antibacteriële stoffen bijvoorbeeld. Goed poetsen is trouwens toch belangrijker voor je mondgezondheid dan welke tandpasta je gebruikt (zegt mijn tandarts).

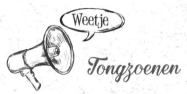

Tongzoenen

Wist je dat je tijdens een flinke tongzoen wel 80 miljoen bacteriën uitwisselt? Nee, niet gelijk je mond uitwassen met zeep: die uitwisseling zorgt voor een gigantische boost van je immuunsysteem!

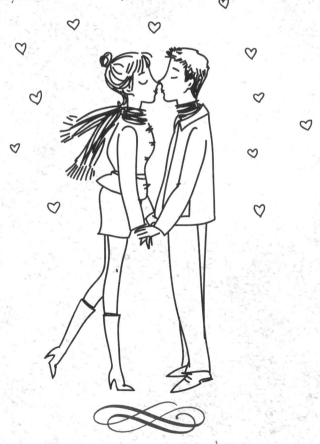

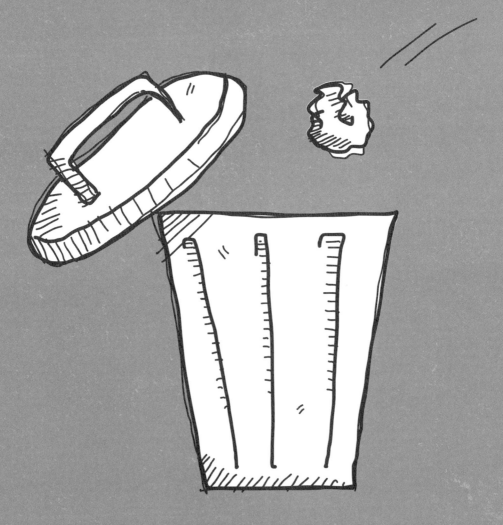

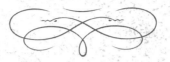

HOOFDSTUK 4

Gooi die rotzooi uit je dieet!

G oed. Dat je darmflora belangrijk is en dat het handig is om die een beetje tevreden te houden, is je inmiddels wel duidelijk. Maar hoe doe je dat? In mijn ogen bestaat een goed darmflorabeleid uit drie dingen:
- Rotzooi in de ban doen en je darmflora niet belasten met producten die het de goede bacteriën moeilijk maken.
- Goede voeding (voor jezelf en je bacteriën) in je dieet opnemen.
- Je leefstijl aanpassen zodat die je darmflora ondersteunt.

In dit hoofdstuk kijken we naar welke 'rotzooi' de gemiddelde Nederlander zoal in zijn dieet stopt en waarom het beter is om daar niet te veel van te eten.

Wat is rotzooi?

Hoe je het ook wendt of keert: voeding is en blijft een van de belangrijkste factoren voor een gezonde darm. Als je je voedingspatroon (drastisch) verandert, verandert de samenstelling van je darmflora binnen een paar dagen mee! Bacteriën hebben geen keuze: ze moeten eten wat jij ze voorschotelt. En in de jungle van je darmen geldt het recht van de sterkste: dat wat je te eten geeft, groeit. Dus kies je voor veel bewerkte producten, witbrood, jam, siroop en chips, dan groeien de soorten die daar ook van houden. Kies je voor vezels, gezonde vetten en veel groenten, dan groeien de soorten die het daar goed op doen. Je mag één keer raden van welke soorten je buik blijer wordt…

Er is veel discussie over voeding en de invloed ervan op de gezondheid. Als je alle factoren (woonplaats, omgeving, leefstijl, rest van het dieet) wilt meetellen, is bijna niet te bewijzen dat iets 'gezond' of 'ongezond' is. Je krijgt dan uitspraken als: "Een appel is niet gezond, want als je alleen maar appels eet ga je dood." Of: "Een appel is alleen maar gezond omdat je op datzelfde moment geen kroket aan het eten bent."

Gelukkig hebben we naast de wetenschap ook nog zoiets als ons eigen gezonde verstand. Met die twee samen kom je een heel eind. En als je dan ook nog eens naar de directe effecten van voeding op het lichaam kijkt, kun je heus wel zeggen dat bepaalde producten voor niemand echt gezond zijn. Over welke rotzooi hebben we het dan? En mag je dat helemaal niet meer eten, of kan een beetje smokkelen best?

Ik mag dan een perfectionist zijn, in mijn voeding ben ik dat niet. De mens is een sterke soort en we kunnen ons prima aanpassen. Ik geloof heilig in de 80-20-regel: eet je voor 80 procent gezond, dan kun je 20 procent ongezonde voeding heus wel verwerken.

Het probleem zit 'm er vaak in dat we ongemerkt veel meer dan 20 procent 'rotzooi' binnenkrijgen op een dag: een lepeltje mayonaise bij je avondeten, een koekje bij de koffie (of suiker erin), een glas sap uit een pak, een handje chips op de bank, een toetje met een paar minder gezonde e-nummers... Het zijn vaak maar kleine dingen, maar als je een paar dagen bijhoudt wat je eet dan zul je merken dat je schrikbarend veel in die '20' procent probeert te proppen!

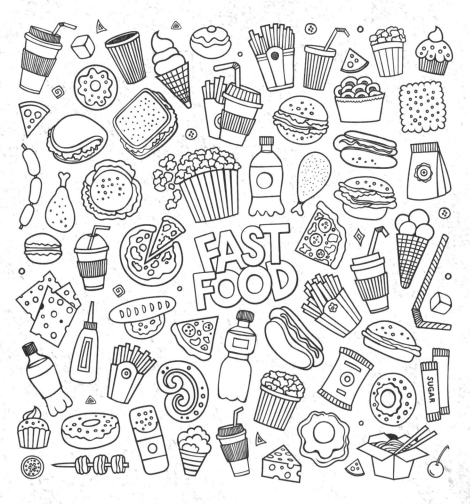

Recept:
Patatje anders

We eten veel te veel aardappelen. Tijd voor een alternatief! Een recept voor een lekkere snackavond... maar dan gezond! Met alternatieven voor de aardappel, goede vetten om in te frituren en heerlijke huisgemaakte mayonaise.

Het is niet moeilijk om iets te maken dat de kinderen wél eten en dat ook nog een beetje gezond is. Ik mag het natuurlijk geen patat noemen, want dat is onlosmakelijk verbonden met de aardappel – maar je begrijpt wat ik bedoel. Gefrituurde reepjes van het een of ander, bij voorkeur met iets van mayonaise. Moet lukken, toch?

Het begint allemaal bij het juiste vet. Sinds een jaar of vijftien frituurt ieder frietkot 'verantwoord'. Dat wil zeggen in zonnebloemolie, sojaolie, pindaolie of nog een andere goedkope plantaardige olie. Omdat we allergisch zijn geworden voor verzadigd vet. Maar dat is onterecht. Sterker nog: frituren doe je in verzadigd vet, of anders beter helemaal niet. Mik die vloeibare bak & braad en die 'gezonde' zonnebloemfrituurolie in de vuilnisbak en grijp gewoon terug op ouderwets (biologisch!) **rundervet**. Of (ontgeurde biologische) **kokosolie**. Daar wordt het gerecht niet alleen gezonder van, maar ook een stuk lekkerder.

Frituren doe je overigens altijd onder het rookpunt. Daarboven worden er stoffen geproduceerd (nitrosaminen en acrylamiden) die kankerverwekkend zijn, dus dat heb je liever niet. Frituur dus *rustig*. 170°C is meestal voldoende!

Dan. Je hebt het juiste vet, maar wat bak je er nou in? Groenten die prima lukken als patatsubstituut zijn onder andere:
- **Zoete bataat:** geeft niet zulke stevige, maar wel erg lekkere frieten met een lichtzoete smaak die kinderen vaak geweldig vinden. Combineer het wel met iets hartigs (bonenschotel, gebakken champignons, vlees) als tegenwicht voor de zoete smaak.
- **Pompoen** – de gewone groene of oranje hokkaidopompoen doet het prima als frietje. Pompoen is vrij hard, dus snij de frietjes lekker dun om ze goed gaar te laten worden. Wel even schillen (ja, ik weet wat een rotklus dat is).
- **Pastinaak:** de vorm is niet per se heel handig, maar als je hem geschild hebt kun je het onderste stuk van de wortel als één frietje frituren en het bovenste stuk in reepjes gesneden als meerdere frietjes. Pastinaakfriet is niet zo vullend, dus eet het als bijgerecht bij iets anders.

- **Aardpeer** – dit worden waarschijnlijk meer gefrituurde blokjes of schijfjes, want uit een aardpeer krijg je met geen mogelijkheid reepjes. Ook vallen ze vrij snel uit elkaar bij het frituren. Eigenlijk zijn ze er dus niet zo heel geschikt voor – maar wel lékker!
- **Koolrabi, meiraapjes en koolraap** smaken niet als patat (dus presenteer het niet als zodanig aan je kinderen!), maar het is wel heel erg lekker. En bijzonder.

Voor alle groenten geldt: maak de reepjes niet te dik. Flinke Belgische frieten kun je er niet mee maken, dan blijft de binnenkant te hard. Het mooiste resultaat krijg je als je ze net als aardappelpatat twee keer achter elkaar frituurt. Knollen en wortels (aardpeer, pastinaak, koolrabi etc.) kun je heel even blancheren, afdrogen en dan frituren. Geeft een mooi resultaat, maar is ook weer niet strikt noodzakelijk. Doe er na het frituren natuurlijk nog wat ongeraffineerd 'grijs' zeezout overheen, en klaar is Klara.

Mayonaise

Dit is een onderwerp voor een heel ander boek, maar we eten over het algemeen veel te veel van het omega-6-vetzuur linolzuur. Het zit in zonnebloemolie, sojaolie, koolzaadolie en daarom ook in margarine, koekjes, sladressing en allerlei andere bewerkte producten. Als mayonaise de enige bron van linolzuur is in je leven is er niet zoveel aan de hand, maar mocht je graag linolzuurarme mayo willen, dan maak je dat eenvoudig zelf.

JE NEEMT:

- 1 heel ei (kamertemperatuur)
- 1 eidooier (kamertemperatuur)
- kokosolie (ongeveer 10 eetlepels / 100 ml, ontgeurd, gesmolten)
- olijfolie (10 eetlepels / 100 ml)
- 1 eetlepel witte wijnazijn of 1,5 eetlepel citroensap
- zout, mosterd en honing naar smaak

JE DOET:

- Mix ei, eidooier en azijn/citroensap met een mixer.
- Als het goed gemixt is, giet je er heel (!) langzaam, druppel voor druppel of in een ministraaltje, de kokosolie doorheen.
- Als het goed is wordt het vrij snel (binnen een paar minuten) stevig.

Let op, want kokosolie is vast bij kamertemperatuur; je mayonaise wordt (na het afkoelen) dus steviger dan gewone winkelmayo. Een klein beetje olijfolie erbij kan helpen of, als je dat niet lekker vindt, amandelolie of de een of andere notenolie.

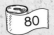

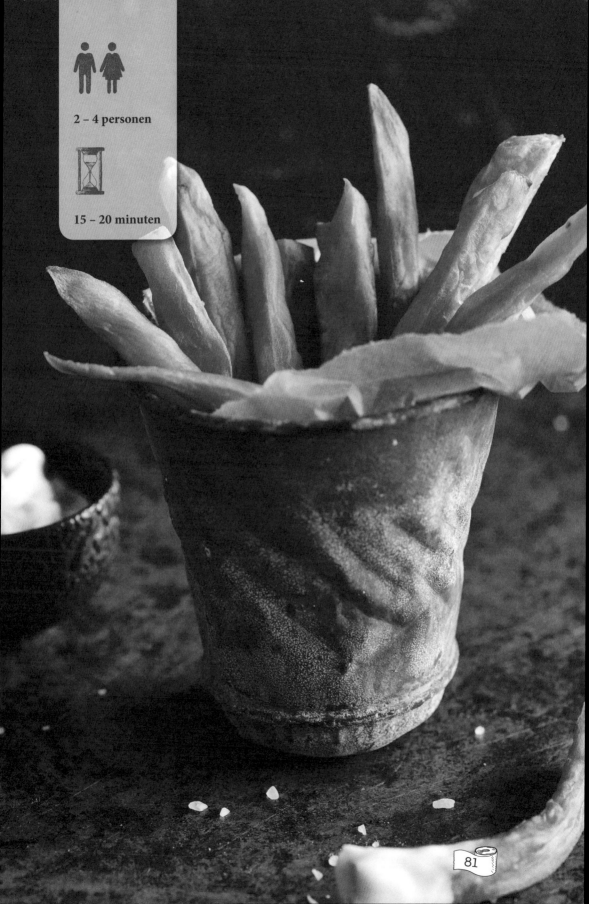

BACTERIËN HEBBEN GEEN KEUZE:
ZE MOETEN ETEN WAT JIJ ZE
VOORSCHOTELT. EN IN DE JUNGLE
VAN JE DARMEN GELDT HET RECHT
VAN DE STERKSTE: DAT WAT JE TE
ETEN GEEFT, GROEIT.

Te veel van hetzelfde

Een van de grootste problemen rondom voeding is niet eens wát we eten maar hóé we het eten. We zijn gewoontedieren. Iedere morgen hetzelfde rondje met de hond, je eigen ritueeltje rond wassen-plassen-tandenpoetsen. Iedere dag afwassen – de kopjes eerst en dan de borden – en dagelijks ontbijten met een bord Brinta. Zo doe je het al jaren en je hoofd staat er niet naar om het te veranderen. Soms is het toch de moeite waard om even de tijd te nemen en je gewoontes eens onder de loep te nemen. Want welke dingen eet en drink je zonder erbij na te denken iedere dag?

Ieder voedingsmiddel bevat goede voedingsstoffen die je lichaam helpen om de weefsels gezond te houden, boodschappen door te geven en nieuwe cellen te bouwen. Maar ieder voedingsmiddel bevat ook ballaststoffen die je lichaam niet nodig heeft. Die ballaststoffen moeten worden afgebroken. Dat afbreken gaat via bepaalde routes (zoals je lever en nieren). Voor het afbreken heeft je lichaam enzymen nodig. Die worden opgebouwd uit vitaminen, aminozuren en andere voedingsstoffen.

Eet je steeds dezelfde dingen, dan worden steeds dezelfde afbraakroutes aangesproken. Die kunnen uitgeput raken en je kunt tekorten krijgen aan de voedingsstoffen die in die route worden gebruikt. Ga maar eens na hoe een gemiddeld Nederlands dieet eruitziet: 's ochtends een bordje Brinta of muesli, 's middags vijf boterhammen, tussendoor deelt er nog iemand taart uit op het werk en je eet een koekje bij de koffie. 's Avonds een bord pasta en bij de tv een toastje. Helemaal geen vreemd eetpatroon voor de meeste mensen – maar het is wel meer dan vijf keer tarwe op een dag. Tel daarbij op dat veel mensen ook iedere dag koffie en melk (of een ander zuivelproduct) gebruiken, een paar keer in de week aardappelen en voor de rest rijst en pasta – en je ziet dat ons voedingspatroon veel minder gevarieerd is dan je misschien dacht.

Het gebrek aan variatie is veel slechter dan al die voedingsmiddelen op zichzelf. Niemand zou ooit last krijgen van een kopje koffie per week of een keer een boterham als het zo uitkwam, maar de dagelijkse overvloed van deze producten zorgt wél voor problemen. Laten we eens een aantal van die dagelijkse gewoontevoedingsmiddelen bekijken.

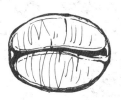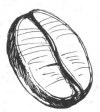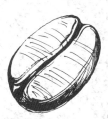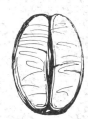

Recept: Egg McNuffig

Geen brood meer bij de lunch, maar wat dan wel? Eieren zijn een prima vervanging. Ze vullen goed, bevatten veel gezonde voedingsstoffen en zijn een perfecte ondergrond voor groenten. Deze eiermuffins zijn zowel warm als koud lekker en dus perfect mee te nemen naar school of werk!

JE NEEMT (VOOR 6 STUKS):

- 3 eieren
- een scheutje (kokos)room
- 1 theelepeltje bakpoeder
- 50 gram gesneden groenten (eventueel diepvriesmix), kort opgebakken
- optioneel: biologische spekblokjes, geitenkaas, gorgonzola
- zout en kruiden naar smaak

JE DOET:

- Kluts een paar eieren los met wat room.
- Voeg het bakpoeder, zout en kruiden toe.
- Vet een muffinplaat in (met roomboter, niet met bakspray – foei!).
- Giet ieder vormpje halfvol.
- Leg nu in ieder eierprutje verschillende soorten groenten zoals gebakken champignon, paprika, een uitje… En naar smaak wat gebakken spekjes, kaas, etc.
- Bak in de oven op 160°C in ongeveer een kwartiertje gaar.
- De eiermuffins bollen op als ze in de oven staan en zakken meestal in nadat ze afgekoeld zijn. Geeft niks: ingezakt zijn ze ook lekker!

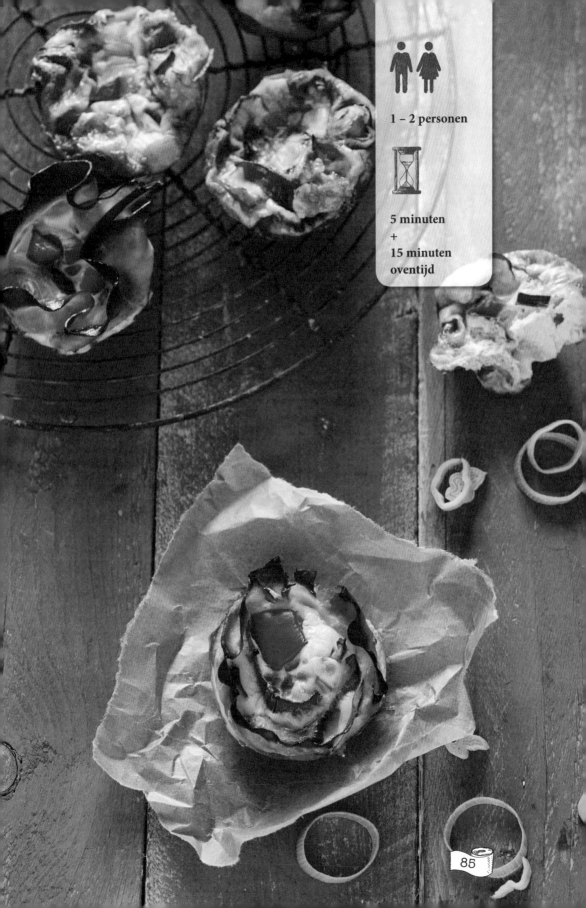

Koffie

Koffie is onze lievelingsdrug. We hebben dat niet zo in de gaten, want bijna iedereen drinkt het. De meeste mensen hoeven van mij niet (helemaal) te stoppen met koffie. Maar er zijn een aantal fikse problemen met koffie, dus ik wil dat het drinken ervan in ieder geval een bewuste keuze is.

Wist je bijvoorbeeld dat koffie een laxeermiddel is? Het stimuleert de darmen sterk. Sommige mensen (met verstopping) hebben dan ook eerst een kop koffie nodig voordat ze 'kunnen'. Maar andersom geldt ook: bij chronisch dunne ontlasting is koffie vaak een onderdeel van het probleem.

Koffie bij dunne ontlasting

Stoppen met koffie is dus een van de eerste stappen bij dunne ontlasting en buikpijn. De laxerende eigenschappen van koffie worden grotendeels toegeschreven aan de cafeïne. Er zijn niet veel onderzoeken naar dit onderwerp, maar in ieder geval één studie liet zien dat het laxerende effect van koffie 60 procent groter was dan dat van water en 23 procent groter dan dat van decafé. Met andere woorden: cafeïne lijkt te zorgen voor het laxerende effect, maar is niet de énige component in koffie die zorgt dat je moet poepen. Het helpt dus niet om te smokkelen met decafé. [1]

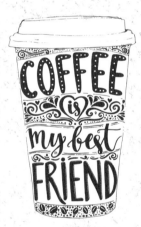

Koffie bij verstopping

Maar ook bij verstopping kan koffie mede een oorzaak zijn. Het laxerende effect wordt veroorzaakt door een (overmatige) prikkeling van de darmwandspieren. Door deze overdreven prikkel (vooral aangezien we gewend zijn die elke dag een paar keer toe te dienen) kan koffie de darmen uiteindelijk lui maken en 'lam leggen'. Ze hebben dan eerst een (koffie)prikkel nodig voordat ze overwegen om aan het werk te gaan. Dat doen mensen met verstopping dan ook vaak: eerst een kop koffie, dan naar het toilet. In het ergste geval gaat dat van één kop naar twee of drie koppen. Geen koffie? Dan ook geen poep...

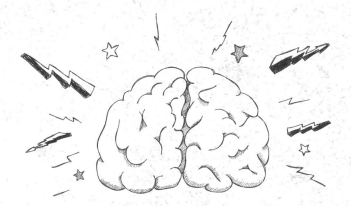

Koffie zorgt voor extra stress. Heb je je weleens afgevraagd waarom je eigenlijk 'wakker' wordt van koffie? Koffie (of beter gezegd: cafeïne, dus ook cola, sterke zwarte thee en energydrinks) zorgt voor een ongecontroleerde neuronenactiviteit. Met andere woorden: je hersencellen vuren als een idioot signalen naar elkaar terwijl daar geen reden voor is. Deze wolk van neuronenactiviteit zorgt voor de aanmaak van extra adrenaline, waar je lekker wakker en alert van wordt. [2] Helaas is (extra) stress funest voor je darmflora. Vooral chronische stress is een chronisch probleem. Nu hebben we over het algemeen al te veel stress in ons leven. Hebben we echt extra koffieadrenaline nodig? Bovendien houdt koffie je in de overbekende verslavingscirkel: zodra de extra adrenaline is uitgewerkt, gaat je lichaam in ruststand om bij te komen en voorraden aan te vullen. Met andere woorden: je wordt moe. Tijd voor nog een kopje koffie...

Koffie zorgt voor meer trek. Niet alleen door de snellere maaglediging, maar ook doordat het in eerste instantie een verlagend effect heeft op de bloedsuikerspiegel. Jij geeft een opdracht en het lichaam luistert: de bloedsuikers 'moeten' de hersenen en spieren in, want er is een stresssituatie! **Lagere bloedsuikers zorgen voor trek, vooral trek in producten die snel de glucosespiegel weer kunnen aanvullen.** Suiker dus. Een koekje, gebakje, stuk chocola... Ik hoef je inmiddels niet meer uit te leggen waarom dat een slecht idee is.

Koffie zorgt voor slaapproblemen – vanwege de verstoring van het adrenalinesysteem – en slaapproblemen kunnen weer een oorzaak zijn van overgewicht en een verandering van de darmflora. [3]

Koffie lijkt op gluten. Ik wist het ook niet. Het blijkt dat de eiwitten in cafeïne nogal lijken op de eiwitten van gluten en melk. Ben je daar gevoelig voor, dan kan koffie een soortgelijke reactie veroorzaken. Dit kan een rol spelen bij mensen met een ernstige glutenovergevoeligheid of -allergie (zoals bij coeliakie), maar ook bij auto-immuunziekten.

[1] Why does coffee make me poop? One Medical Group, http://bit.ly/1xzG61s 04/2016
[2] The hidden dangers of caffeine. D. Veracity. Natural News http://bit.ly/1boVJjD 04/2016
[3] Circadian disorganisation alters intestinal microbiota. R. M. Voigt et al. PLoS One. 2014 May 21;9(5):e97500

Recept: Golden milk

Boordevol antioxidanten en gezonde vetten: 'gouden melk' is een oosterse klassieker. Heerlijk om te drinken als stevige vervanger voor een kop koffie of als toetje na de lunch!

Voeding (en leefstijl) dragen bij aan je gezondheid. Kruiden kunnen je voeding aanvullen en kunnen je helpen om je gezondheid een extra boost te geven. Zo bevat kurkuma veel antioxidanten en bitterstoffen die je lever stimuleren om meer afvalstoffen om te zetten. Bovendien reguleert het ontstekingen en gaat het de vrijzetting van histamine (*zie The usual suspects pagina 103*) tegen.

Je neemt:

- 1 blikje (200 ml) biologische kokosmelk
- 1 flinke theelepel kurkuma (geelwortel)
- ½ theelepel kaneel
- ¼ theelepel zwarte peper
- ¼ theelepel kardemom
- een snuf zout
- 1 flinke theelepel honing

Je doet:

- Verwarm de kokosmelk (niet laten koken)
- Doe de kokosmelk met de kruiden en de honing in een blender
- Even mixen en klaar!

Tips:

- Vind je de smaak te sterk? Je kunt iets minder kurkuma gebruiken.
- Voor de variatie kun je ook andere specerijen toevoegen, zoals vanillepoeder (gemalen vanillepeul, dus geen vanillesuiker!), piment, nootmuskaat, gember.
- Als je een klein beetje kokosmelk apart houdt en dat later opschuimt, kun je er een *golden latte macchiato* van maken. Veel luxer krijg je het niet!
- Je kunt je favoriete kruidenmix ook alvast in grotere hoeveelheden mengen en daar steeds 1-2 theelepels van nemen voor je golden milk.

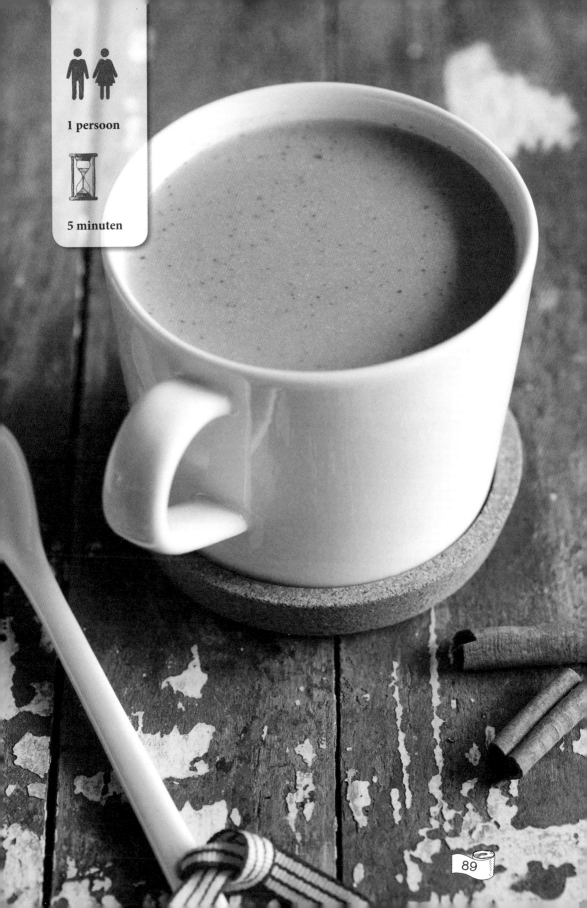

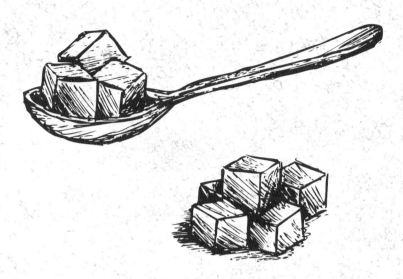

Suiker, de nieuwe zondebok

Waar we tot voor kort vet de schuld gaven van alle gezondheidsellende, is nu suiker de aangewezen boosdoener. En daar zit ook wel iets in: suiker heeft een behoorlijk destructief effect op veel processen in het lichaam.

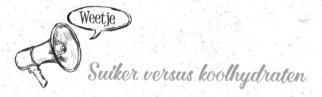

Handig om te weten: we hebben het hier niet over alle suikers, maar over suiker – dat geraffineerde witte spul uit een potje. Andere koolhydraten (vooral de langere ketens) kunnen heel gezond zijn. Wist je bijvoorbeeld dat ook vezels bestaan uit heel lange koolhydraatketens?

Zo kan suiker het milieu in de darmen aantasten. Het zorgt voor een omgeving waarin de slechte bacteriën de overhand krijgen. [1] Zij zijn dol op geraffineerde suiker en zullen dus groeien als je dat veel of vaak eet. Bij een dieet met veel geraffineerde suikers stijgen de aantallen Clostridium-bacteriën. [2] Dat kan niet alleen een directe aanleiding zijn tot darmklachten, maar geeft op den duur ook een verhoogd risico op dikkedarmkanker. [3]

Of suiker ook daadwerkelijk een effect heeft op de groei van de gistsoort Candida (zoals vaak wordt gedacht), is wetenschappelijk niet met zekerheid aangetoond. Sommige studies zeggen van wel [4], andere kennen het effect van een suikerrijk dieet op de groei van Candida een beperkte rol toe [5].

Ik kan je mijn eigen ervaring vertellen: ongeveer 70 procent van mijn cliënten ervaren méér Candida-gerelateerde klachten (vermoeidheid, opgeblazen gevoel, winderigheid) bij een suikerrijk dieet en een vermindering van klachten als ze de geraffineerde suiker weglaten. Het is in elk geval duidelijk dat je goede bacteriën suikerketens nodig hebben, maar dat ze van geraffineerde suiker niet gelukkig worden. Zijn er minder goede bacteriën aanwezig, dan krijgen vervelende soorten zoals Candida meer kans om uit te groeien. Ook parasieten en slechte bacteriën voelen zich fijn in je darmen zonder al die lastige goede bacteriën... Overigens helpt het niet om over te stappen op kunstmatige zoetstoffen; ook die hebben niet echt een positief effect op de darmflora. [6] & [7]

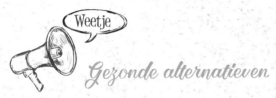

Weetje

Gezonde alternatieven

Er zijn wel wat gezonde alternatieven voor geraffineerde suiker, maar de belangrijkste stap die je moet nemen is afkicken. Kun je eenmaal goed zonder geraffineerde suiker en is je bloedsuikerspiegel stabiel, dan kun je zelfs best eens wat 'echte' suiker eten zonder al te veel negatieve gevolgen. Niet te veel, maar een klein beetje is voor de meeste echt gezonde mensen geen probleem.

Gezondere alternatieven voor gewone suiker zijn bijvoorbeeld kokosbloesemsuiker, palmsuiker en (rauwe, biologische) honing. Ook hier is het belangrijkste woord weer 'gebruik': je kunt deze alternatieven niet gebruiken zoals je misschien ooit gewend was om suiker te gebruiken. Eet je ze dagelijks in grote hoeveelheden, dan levert ook dat weer problemen op voor je darmflora en gezondheid. Gebruik ze dus met mate en hou je bloedsuikerspiegel stabiel met complexe koolhydraten uit groenten, een beetje fruit en vooral veel vezels – dan kun je na verloop van tijd best eens een klein stukje donkere chocola of een kokosbloesemsuikergebakje eten.

[1] Effect of diets low and high in refined sugars on gut transit, bile acid metabolism, and bacterial fermentation – W Kruis et al. Gut, 1991:32;367-371.

[2] Diet induced dysbiosis of the intestinal microbiota and the effects on immunity and disease K. Brown et al. Nutrients. 2012 Aug; 4(8): 1095-1119.

[3] Carbs and microbiota fuel colon cancer. N. Akpan, ScienceNews 22/07/2014 http://bit.ly/1MzadiE 04/2016

[4] Modulating effect of dietary carbohydrate supplementation on Candida albicans colonization and invasion in a neutropenic mouse model. S.L. Vargas SL et al. Infect Immun. 1993;61(2):619-26.

[5] Limited effect of refined carbohydrate dietary supplementation on colonization of the gastrointestinal tract of healthy subjects by Candida albicans M. Weig et al. Am J Clin Nutr. 1999 Jun;69(6):1170-3

[6] Sugar Substitutes, Gut Bacteria, and Glucose Intolerance. A. Azvolinsky, The Scientist 17/09/2014. http://bit.ly/1S0lnx8 04/2016

[7] Splenda alters gut microflora and increases intestinal p-glycoprotein and cy- tochrome p-450 in male rats. M.B. Abou-Donia et al. J Toxicol Environ Health A. 2008;71(21):1415-29.

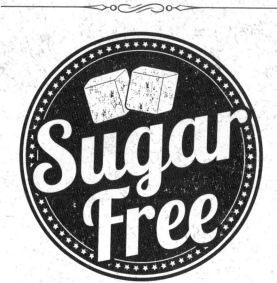

Stoppen met suiker in vijf stappen

Over weinig onderwerpen wordt zoveel geschreven als over stoppen met suiker. Over hoe moeilijk het is, wat je allemaal wel en niet meer mag en hoe je het kunt vervangen. Ik ben geen psycholoog, dus ik hou me niet bezig met de geestelijke verslaving die veel mensen aan de suiker houdt. Heb je het idee dat jij daar last van hebt, zoek dan iemand die je daarbij kan helpen.

Volg voor de rest deze vijf stappen naar een suikervrij leven:
1. *Zorg voor bewustzijn.* Hou een voedingsdagboek bij en lees etiketten. Waar zit allemaal suiker in? Kijk naar wat je drinkt (frisdrank, limonade, nep-vruchtensap, cocktails, melkdrankjes, suiker in koffie en thee). Eerst alleen analyseren, weglaten komt later! Lees je ook in over wat suiker met je lichaam doet. Dat helpt, want dan wil je vaak vanzelf niet meer.

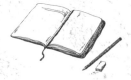

2. *Ban eerst de makkelijkste dingen uit.* Koekjes, chocola. Ben je daar erg verslaafd aan, probeer dan de oorzaak weg te nemen. Die kan psychisch zijn (als je voedsel gebruikt als troost of als je last hebt van stress-eten) of lichamelijk (omdat je na het eten van suiker steeds eerst een piek krijgt in je bloedsuikerspiegel en daarna een dal – waarin je weer zin krijgt in meer suiker). Zorg voor wat alternatieven

met bijvoorbeeld kokosbloesemsuiker, maar maak het niet te bont. Eet voldoende gezonde vetten, eiwitten en langzame koolhydraten op een dag, zodat je bloedsuikerspiegel en maag tevreden blijven.

3. ***Drinken zonder suiker.*** Je weet al waar je valkuilen zitten op dit gebied (door stap 1), dus echt ingewikkeld is het niet. Vervang frisdrank door waterkefir (*zie Eten voor je darmflora pagina 141*) en doe steeds wat minder suiker in je koffie. Drink maximaal één glas (echt!) sap per dag en bouw dat af. Ik heb niks tegen een keer een glas vruchtensap, maar zorg wel dat je niet je 'liter-cola-gewoonte' vervangt door vier glazen sap.

4. ***Laat de snelle koolhydraten weg.*** Er zijn veel snelle koolhydraten die geen 'suiker' zijn, maar wel net zo'n piek-dal-effect geven in je bloedsuikerspiegel. Denk aan witbrood, pasta, crackers, witte rijst. Zoek ook naar verborgen suiker in pakjes en zakjes, slasaus, chips, worst, boterhamvlees en kant-en-klare salade (en nog veel meer).

5. ***Hou het vol.*** Hoe eerder in je 'proces', hoe gevaarlijker het is om weer iets met (veel) suiker te eten. Vraag je omgeving of ze rekening met je willen houden. 'Heel lief dat je een reep chocola voor me meebrengt, maar het is echt niet goed voor me en ik probeer suikervrij te eten. Wil je een stukje van deze suikervrije appeltaart proberen?'

You can do it!

Is je bloedsuikerspiegel stabiel, dan kun je best eens een beetje suiker eten zonder meteen het hele pak koekjes op te schrokken. Blijft dat lastig, dan is het duidelijk: koop het niet en eet het niet.

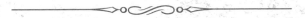

Alcohol

Alcohol is ook al zo'n *guilty pleasure* die we onszelf geregeld toestaan. Nou ja, jij dan. Ik heb alcohol nooit lekker gevonden. En ik denk weleens dat ik er daarom wat objectiever tegenover sta dan de meeste mensen. Want we zijn er zo aan gehecht dat er zelfs wetenschappelijke onderzoeken zijn die moeten bewijzen dat 'een glaasje per dag' geen kwaad kan (en zelfs gezond zou zijn). [1] Maar het bewijs blijft dun en de argumenten tegen 'het glaasje' stapelen zich op.

Zo is het hardnekkige idee dat een glas rode wijn per dag gezond is voor het hart allang ontkracht. Dat zou komen door het antioxidant *resveratrol* uit druivenschillen. Daarvan is in dierstudies dit effect te krijgen; moet je wel dagelijks duizend liter rode wijn drinken. [2] Proost.

Wat dagelijkse alcoholconsumptie wél doet, is extra werk creëren voor de lever. De lever heeft zes enzymsystemen, 'fabriekjes' om afvalstoffen af te breken. Ieder fabriekje neemt een andere groep afvalstoffen voor zijn rekening. Alcohol wordt afgebroken door dezelfde fabriekjes als koffie en medicatie als paracetamol – maar ook als hormonen, zware metalen en pesticiden. [3]

Moet je lever zich (omdat jij per se je 'glaasje' wilt drinken) bezighouden met het afbreken van alcohol, dan komen andere detoxificatieprocessen in het geding. Andere schadelijke stoffen worden minder effectief afgevoerd en stapelen zich op, wat kan leiden tot meer ontstekingen in het lichaam (en de gevolgen daarvan hebben we al een aantal keer besproken).

Bovendien heeft alcohol ook direct effecten op de darmgezondheid. 'Slechts één drankje per dag voor vrouwen – twee voor mannen – kan leiden tot een overmatige groei van bacteriën in de dunne darm (SIBO) en kan daardoor maagdarmklachten veroorzaken zoals opgeblazen gevoel, winderigheid, buikpijn, verstopping en diarree.' [4]

Daarbij: alcohol ontsmet. Het doodt bacteriën. Ook in de mond. Terwijl we er steeds meer achter komen dat een gezonde mondflora van essentieel belang is voor een gezonde darmflora, zorgt je dagelijkse glas alcohol voor een genocide in je mond. Kun je nagaan wat er gebeurt tijdens een avondje flink doorzakken...

Alsof dat nog niet genoeg is, irriteert alcohol ook de maag, zorgt het voor een verminderde afscheiding van spijsverteringsenzymen en vergroot alcohol het risico op dikkedarmkanker. [5] Zo, nu vindt niemand me meer aardig. Maar nu zit het wel in je hoofd: als je het eenmaal weet, kun je het niet meer niet-weten.

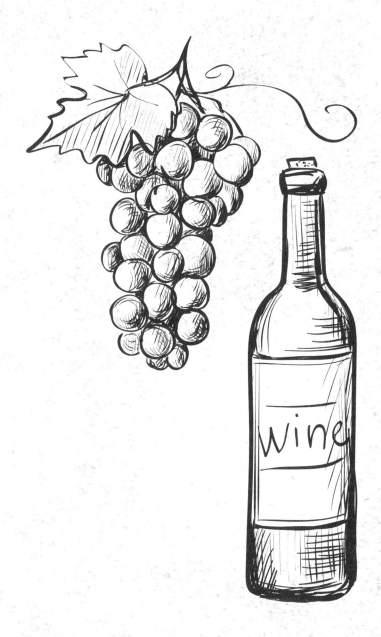

[1]   What are the health benefits of alcohol consumption? Greenfacts.org http://bit.ly/1qwmNEV 04/2016

[2]   Red wine en resveratrol, good for you heart? Mayoclinic in depth http://mayocl.in/1ndpgeM 04/2016

[3]   Leverontgiftingspaden. M. de Waal-Malefijt. Wat heb je op je lever? Ankh-Hermes 1995

[4]   Moderate alcohol consumption is associated with small intestinal bacterial overgrowth. American College of Gastroenterology, 28/11/2011 http://bit.ly/1CQr9uQ 04/2016[5] Think before you drink. M. Hum, Institue for Optimum Nutrition. 2005 http://bit.ly/1QdwKfo 04/2016

Recept: Kruidenwater

Stoppen met suiker betekent ook stoppen met frisdranken – en misschien dat je de sapjes uit pak ook even aan de kant wilt schuiven. Maar wat drink je dan? Water is ook maar zo water... Met dit recept geef je je waterkan een fijne opfrisser en zit je niet de hele zomer zonder lekkere drankjes

In de basis is het maken van zo'n kruidenwater extreem simpel. Echt, dat je het zelf nog niet had bedacht. Het gaat namelijk zo:
- oogst kruiden, bloemen, fruit of zelfs groenten
- mik ze in een kan
- doe er water bij
- laat het een nacht in de koelkast staan
- afzeven, klaar

That's it. Echt waar. Vul de kan voor ongeveer een kwart tot eenderde met de verse spullies, verder water en dan een paar uur (of een nacht) in de koelkast. Met het ene kruid gaat het sneller dan met het andere, daar vind je vanzelf je weg in.

COMBINATIES

Maar wat is dan zoal lekker voor in dat water? Nou, dit bijvoorbeeld:
- vlierbloesem met citroen (of citroenmelisse)
- aardbeien met pepermunt
- bosbessen met tijm
- mango met chilipeper
- komkommer met munt
- madeliefjes met basilicum (en een beetje zout)
- appel, ananas en aardbei
- aardbei met roos
- brandnetel met anijszaad (even stampen)
- bramen met vanillepeul (klein stukje)

Of ach, weet je, *all of the above.* Je eigen fantasie is je enige beperking. Vind je het wat aan de flauwe kant (dat kan zomaar), dan kun je ook eenderde appelsap gebruiken en tweederde water. Dat haalt de smaak wat op.

96

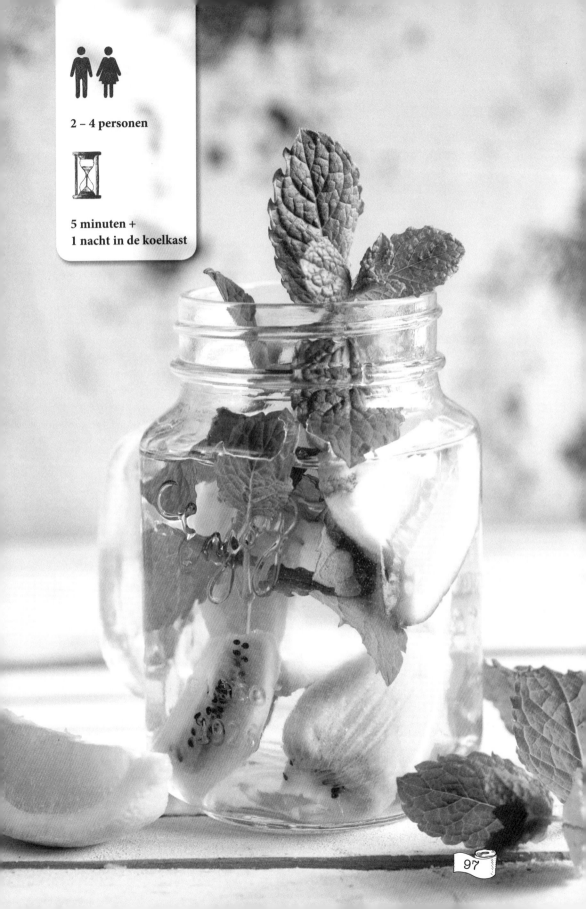

Roken

Ik hoef je niet te vertellen dat roken slecht voor je is. Dat weet je al. Ik beperk me dus tot het effect van roken op het spijsverteringsstelsel. En dat is er. Roken zorgt voor een duidelijke stijging van de hoeveelheid ongewenste ontstekingen in je lichaam. [1] Bovendien kan roken tekorten veroorzaken aan voedingsstoffen, wat niet alleen vervelend is voor je eigen lichaam maar ook nog eens voor je darmflora (die natuurlijk ook gewoon voedingsstoffen gebruikt) en voor je spijsverteringsenzymen (waarvoor ook vitaminen en mineralen nodig zijn). [2]

Daarbij (en over dit effect hoor je niet zoveel) zorgt roken ook voor een verandering in de mondflora. Dat is natuurlijk niet zo gek: de rook komt niet alleen in je longen terecht, maar ook in je mond. Een paar keer slikken en je transporteert de rookdeeltjes (en daarmee giftige stoffen zoals nicotine, teer en wat er allemaal nog meer voor rotzooi in zo'n sigaret zit) rechtstreeks naar je maag en darmen. Gelukkig kun je die schade wel weer terugdraaien als je stopt. [3] En je krijgt er rimpels van. Dat ook. En je eten smaakt minder lekker. Moet ik nog doorgaan of snap je het zo ook wel?

---

[1] Cigarette smoking and inflammation: cellular and molecular mechanisms. J. Lee et al. J Dent Res. 2012; 91(2):142-9.

[2] Monitoring micronutrients in cigarette smokers. C. A. Northrop-Clewes et al. Clin Chim Acta. 2007; 377(1-2):14-38.

[3] Smoking cessation induces profound changes in the composition of the intestinal microbiota in humans. Biederman et al. 14/03/2013. J. PLos one. http://bit.ly/1QEHjJg 04/2016

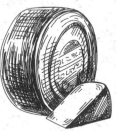

Voedselovergevoeligheid

Een belangrijke oorzaak van een niet-optimale darmflora is voedselovergevoeligheid. En een darmflora die niet in balans is, kan overgevoeligheden ook weer in de hand werken (zie *Lekkende darmen? pagina 32*). Zo houdt het probleem zichzelf in stand.

Je kunt op veel manieren overgevoelig zijn. Met dit boek gaan we je overgevoeligheden niet 'even' oplossen. Maar het is wel goed om meer te weten over wat de verschillende soorten overgevoeligheid inhouden. Voor het geval dat je er zelf mee worstelt, of wanneer je iemand op bezoek krijgt die overgevoelig is.

De definities die mensen gebruiken voor reacties op voeding liggen niet helemaal vast. Vooral de termen allergie, intolerantie en overgevoeligheid worden nog weleens door elkaar gebruikt. Deze definities gebruik ik zelf om duidelijkheid te scheppen:

Reactie	Wat is het?	Symptomen
Intolerantie (lactose-intolerantie, fructose-intolerantie)	Een onvermogen om bepaalde voedingsstoffen te verteren. Heeft vaak te maken met een tekort aan enzymen, waardoor je de betreffende stoffen niet goed in stukjes kunt knippen. Deze reactie speelt zich dus vooral af in je spijsverteringsstelsel.	Met name buikklachten: buikpijn, dunne ontlasting, soms juist verstopping, stinkende ontlasting (soms met voedselresten), opgeblazen gevoel, winderigheid. Je kunt van een intolerantie ook flink moe worden!
Overgevoeligheid (glutenovergevoeligheid)	Een milde (en lichtelijk verwarrende) vorm van allergie, die wel veel klachten kan veroorzaken. Het is een beetje een containerbegrip. Soms gaat het om een immuunreactie (maar een mildere vorm dan allergie). Soms gaat het om een combinatie tussen een intolerantie en een immuunreactie (zoals vaak het geval is bij glutenovergevoeligheid, *zie ook The usual suspects pagina 103*).	Symptomen: heel divers. Buikklachten (ontlasting soms dun, soms verstopping), winderigheid, verergering van ontstekingsgevoelige aandoeningen zoals eczeem, astma, gewrichtsklachten, acne. Vaak vermoeidheid.
Allergie (koemelkeiwitallergie, pinda-allergie, soja-allergie)	Reactie van het immuunsysteem. Bij een allergie gaat het altijd om eiwitten; je lichaam ziet die als indringers, terwijl er in feite niets aan de hand is. Dit speelt zich niet alleen af in je buik, maar ook in de rest van het lichaam, want je immuunsysteem zit overal.	Meestal (niet altijd) buikklachten, maar vaak ook symptomen in de rest van het lichaam (vermoeidheid, verergering van ontstekingsgevoelige aandoeningen zoals eczeem, astma, gewrichtsklachten, acne), soms auto-immuunziekten zoals schildklieraandoeningen
Histamine-intolerantie (biogene aminen)	Onvermogen om normaal voorkomend histamine in de voeding en darm af te breken. Dit kan zich in de darm afspelen, maar ook in de rest van het lichaam.	Onder andere opgeblazen gevoel, dunne ontlasting, winderigheid, buikpijn; soms ook andere symptomen (moe, hooikoortsklachten)

Recept: Zwartebonenbrownie

Als je geen gluten meer eet, mag je dan nooit meer taart? Gelukkig zijn daar heus oplossingen voor. Deze brownie is gemaakt met bonen, maar – echt waar – daar proef je niets van! Ja, weet je, hij is gewoon geweldig. Diep donkerbruin, romig, zoet, lekker smeuïg en zonder schuldgevoel. De perfecte brownie. Van zwarte bonen. Zonder suiker en zonder gluten. En jij wil hem ook. Geloof me nou maar.

JE NEEMT:

- 1 blikje zwarte bonen (verkrijgbaar bij de supermarkt, of de suikervrije versie bij de natuurwinkel)
- 1 kop biologische cacao
- een half pakje grasboter
- 1 kop (of zo) kokosbloesemsuiker
- 3-4 eieren
- 1 eetlepel bindmiddel (zoals arrowroot of tapiocazetmeel)
- 1 flinke theelepel bakpoeder
- 1 flinke theelepel (appel)azijn
- eventueel 1 flinke theelepel vanillepoeder

JE DOET:

- Spoel de zwarte bonen heel, heel goed af. Er zitten namelijk lectinen en saponinen in. Die krijg je niet helemaal weg met spoelen, maar je kunt er wel je best voor doen. Ik spoel ze af met heet water, zodat de boter straks een beetje zacht wordt.
- Doe de bonen met de zachte roomboter in de blender tot het splut geworden is.
- Giet het over in een beslagkom en roer de overige ingrediënten erdoorheen. Het moet een dikke maar vloeibare massa worden.
- Proef of er niet stiekem nog wat meer cacao of kokosbloesemsuiker bij moet.
- Voeg op het einde het bakpoeder toe, roeren, dan de azijn erbij, weer roeren. De azijn activeert het bakpoeder om het geheel luchtiger te maken, maar verwacht geen luchtige cake – het is een *moist brownie*.
- Giet het in een bakvorm (dikke tip: gebruik bakpapier, want anders krijg je het straks niet makkelijk uit de bakvorm) en doe het in de oven.
- Bak het op ongeveer 160-170 graden gedurende 40-60 minuten. Het is lastig om de exacte tijd aan te geven (die verschilt per oven), dus je zult zelf moeten opletten. Heel belangrijk: er is een omslagpunt in de gaarheid. Eerst komt een satéprikker er een hele tijd (laten we zeggen een halfuur lang, soms langer) uit met beslag eraan. Dan is-ie nog niet goed. Ineens komt de satéprikker eruit met cake eraan (dus niet 'schoon', dat wordt-ie nooit). Dan is hij goed. En dan moet hij eruit ook, want anders wordt het droog.
- Klaar!

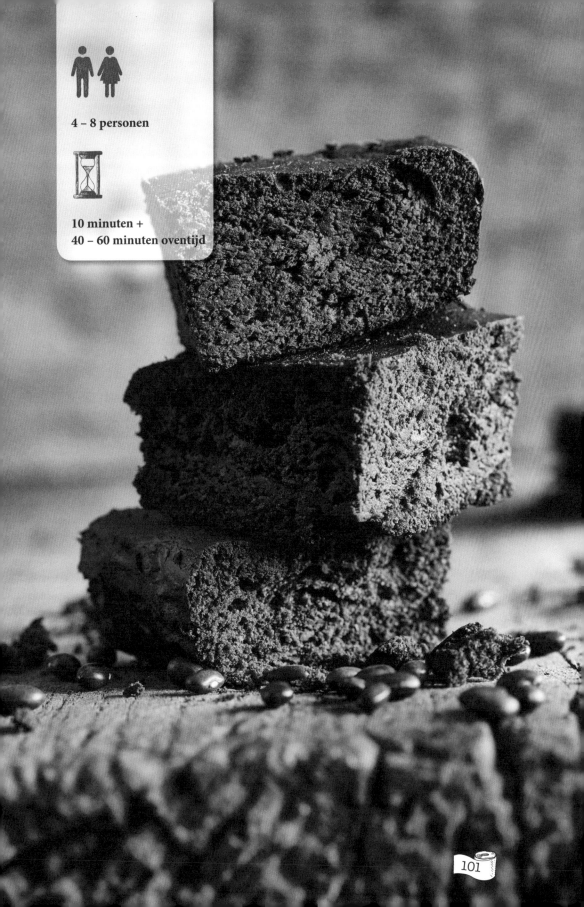

4 – 8 personen

10 minuten +
40 – 60 minuten oventijd

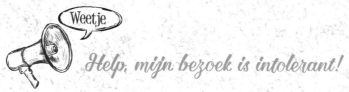

Help, mijn bezoek is intolerant!

Zeker bij mensen die er niet voor doorgeleerd hebben, bestaat er nog veel verwarring over de verschillende reacties op voeding. Krijg je iemand op bezoek die zegt intolerant, allergisch of overgevoelig te zijn? Vraag dan goed na wat ze precies wel of niet mogen eten. Zo moet je bij sommige allergieën echt superhygiënisch werken, omdat een klein spoortje van het product al levensbedreigend kan zijn. En soms mag iemand met lactose-intolerantie bijvoorbeeld geen melk maar wel roomboter of ghee (geklaarde boter). Vraag dus waar je rekening mee moet houden. En heb je zelf een overgevoeligheid? Laat je gastvrouw of -heer dan van tevoren weten wat je wel en niet mag eten en hoe streng die regels zijn.

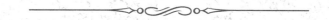

Zelf onderzoeken waarvoor je overgevoelig bent

De beste manier om erachter te komen of je last hebt van een overgevoeligheid, is uitgebreid onderzoek. Zelf ben je vaak niet objectief. Soms vergeet je om klachten bij te houden en raak je misschien in de war als een klacht eigenlijk blijkt te komen van iets dat je een paar dagen eerder al at. Laboratoriumonderzoek heeft die problemen niet, maar is soms wel ingewikkeld en vaak duur.

Ben je nog niet toe aan onderzoeken, dan kan een goede alternatieve methode zijn om bepaalde voedingsmiddelen een tijdje uit je voeding weg te laten. Handig om te weten: deze methode is niet *fool-proof*, want je kunt voor nog veel meer dingen overgevoelig zijn dan ik hier kan beschrijven. Tegelijkertijd merk ik de grootste verbetering bij cliënten bij wie we een duidelijke overgevoeligheid ontdekken, en die de voedingsmiddelen waarvoor ze overgevoelig zijn vervolgens uit hun dieet schrappen. Dus heb je klachten, dan kan het de moeite waard zijn om je dieet eens kritisch te bekijken.

Weglaten doe je door een product (en alle producten waar dat ingrediënt in zit) tijdelijk niet te eten. Het meest heldere beeld krijg je als je dit twee tot drie weken vrij streng aanpakt. Verdenk je meerdere voedingsmiddelen, dan laat je die allemaal tegelijk weg. Voer ze daarna een voor een weer in. Krijg je klachten? Dan is dat duidelijk een product waar je op reageert.

Kun je zomaar dingen weglaten uit je voeding?

Het tijdelijk weglaten van voedingsmiddelen gedurende een korte periode zal niet snel ernstige tekorten opleveren. Maar blijkt dat je ergens niet tegen kunt en wil je het permanent weglaten, dan is het goed om met een deskundige te overleggen hoe je het kunt vervangen.

Je hoeft ook niet bang te zijn dat je na de weglaatperiode 'ineens' veel heftiger reageert op producten. Het kan zijn dat je de reactie die je op een voedingsmiddel hebt, na een onthoudingsperiode ineens duidelijker voelt – maar dan kon je er dus eigenlijk al die tijd al niet goed tegen. Je wordt niet ineens allergisch voor iets doordat je het een tijdlang niet eet. Je eet immers ook weleens drie weken lang geen broccoli, en daarna ben je er ook niet ineens overgevoelig voor…

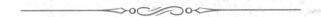

The usual suspects

Er zijn veel voedingsmiddelen die een overgevoelige reactie kunnen veroorzaken. Ik heb in mijn praktijk weleens mensen gezien die allergisch bleken te zijn voor pompoen, sperziebonen of rozijnen. Dat bedenk je niet zomaar. Het is ook lastig om erachter te komen, want sommige reacties laten een paar dagen op zich wachten – en is het dan dat broodje van vanochtend of de bloemkool van gisteren die het probleem veroorzaakt?

Het is dan ook niet mogelijk om alle soorten overgevoelige reacties met dit boek op te helderen. Toch is er wel een aantal voedingsmiddelen dat vaker reacties veroorzaakt dan andere. Heb je veel last van je voeding, dan kan het de moeite waard zijn om te laten testen waar je niet tegen kunt. Een andere optie is bepaalde voedingsmiddelen simpelweg drie weken niet te eten. Eet je ze dan weer eens, dan merk je vaak aan de reactie al snel of je er goed tegen kunt of niet.

Granen en gluten

Tarwe ligt de laatste jaren behoorlijk onder vuur. Is het niet vanuit het oogpunt van coeliakie (ernstige glutenintolerantie), dan is het wel vanuit de paleo-dieethoek (waarin mensen zo veel mogelijk 'eten als onze voorouders'). Is tarwe dan zo'n slecht voedingsmiddel? Zou eigenlijk iedereen gluten en granen moeten vermijden?

Laten we beginnen met de manieren waarop je kunt reageren op granen en gluten:

- **Coeliakie** is een ernstige glutenovergevoeligheid. Mensen met coeliakie krijgen ernstige klachten als ze heel kleine hoeveelheden gluten eten (zie *The usual suspects*). Tot de diagnose zijn er vaak beschadigingen van de darmvlokken, een verminderde opname van voedingsstoffen, ernstige vermoeidheid en veel buikklachten. Mensen

IK HEB IN MIJN PRAKTIJK WELEENS
MENSEN GEZIEN DIE ALLERGISCH
BLEKEN TE ZIJN VOOR POMPOEN,
SPERZIEBONEN OF ROZIJNEN.
DAT BEDENK JE NIET ZOMAAR.

met coeliakie moeten écht heel erg oppassen met het eten van gluten en kunnen dit meestal levenslang niet meer eten. Coeliakie wordt aangetoond met een onderzoek in bloed of ontlasting (anti-t-transglutaminase) en met een darmbiopt om te kijken of er beschadigingen zijn van de darmvlokken (villi).

- **Niet-coeliakische glutenovergevoeligheid** betekent dat iemand niet tegen gluten kan (en vaak ook behoorlijke klachten krijgt), maar dat er geen beschadigingen zijn van de darmvlokken. Helaas krijgen deze mensen vaak te horen dat ze vooral gewoon bruinbrood moeten eten, omdat ze geen coeliakie hebben. Toch is er wel degelijk een andere manier waarop je kunt reageren op gluten. Hoewel jarenlang geroepen is dat dit niet bestond, stapelt het bewijs zich op. Het gaat dan om een antigliadine-ontlastingtest die tegenwoordig meestal niet meer wordt ingezet omdat die verouderd zou zijn (er wordt dus een andere waarde gemeten dan bij coeliakie). Maar mensen die hoog scoren op deze test hebben vaak veel baat bij het weglaten van gluten uit hun voeding. De reacties bij deze vorm van glutenovergevoeligheid zijn heel persoonlijk: de een kan best af en toe een koekje eten maar geen hele boterham, de ander krijgt veel buikpijn als hij toch een kleine hoeveelheid gluten binnenkrijgt.
- **Tarweallergie** – tot slot kun je ook nog reageren op andere eiwitten in tarwe. Het kan dus zijn dat je prima tegen gluten kunt, maar niet goed tegen tarwe. Je kunt dan vaak wel speltbrood en andere vervangers eten. Deze vorm van overgevoeligheid kun je aantonen met een bloedonderzoek.

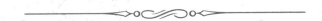

Leer er maar mee leven?

Simone kwam als een jonge moeder van 24 in mijn praktijk. Ze werd ernstig beperkt in haar leven, omdat ze zoveel last had van haar buik dat ze soms zelfs per ongeluk wat ontlasting verloor. Ze durfde daarom niet meer goed de deur uit en bovendien had ze veel pijn. Er was wel wat onderzoek geweest bij de huisarts, maar die had geen coeliakie gevonden. Hij had Simone aangeraden om gewoon volkorenbrood te blijven eten, vanwege de vezels. Bij een ontlastingonderzoek in onze praktijk bleek dat Simone inderdaad geen verhoging had op de 'coeliakie-waarde' (anti-t-transglutaminase), maar wél een flinke verhoging op de waarde antigliadine. Ze is gestopt met gluten eten en sindsdien is haar buik veel rustiger geworden. Ze kan nu gewoon weer naar buiten. Ik hou niet zo van wonderverhalen, maar ik vind het wel wonderbaarlijk dat tegen iemand van 24 gezegd wordt dat ze er maar mee moet leren leven, terwijl er nog zo veel onderzoek mogelijk is.

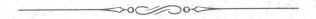

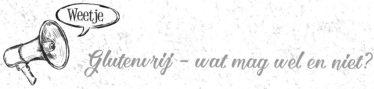

Glutenvrij – wat mag wel en niet?

Vermijden (bevatten veel of krachtige gluten die vaak veel klachten veroorzaken)
Tarwe, spelt, rogge en gerst.
Liever niet té veel (bevatten een milde vorm van gluten die de meeste mensen wel kunnen eten, maar vervang niet al je tarwe door deze granen)
Mais, rijst, teff en haver.
Let op: haver bevat zelf geen gluten, maar er is vaak wel kruisbesmetting met glutenhoudende granen (op het veld of in de fabriek).
Prima (bevatten geen gluten)
Boekweit, amaranth, quinoa en bonen.

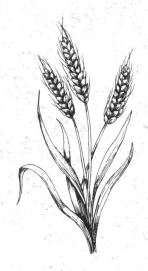

- In principe bevatten bijna alle granen gluten, maar in een aantal granen zijn ze duidelijker/heftiger aanwezig. Dat zijn de granen in het rood. Die moet je in ieder geval de komende tijd echt even vermijden.
- Let op bij bewerkte producten zoals gemarineerd vlees, kant-en-klare soep/saus, vleesbeleg etc. Vaak zit er iets van tarwe(zetmeel) in en bevat het dus gluten. In principe hoort bij de allergeneninformatie te staan of iets gluten bevat.
- Veel officiële glutenvrije producten zitten vol onnodige toevoegingen zoals suiker etc. Je kunt dit soort dingen wel gebruiken als overbrugging totdat je zelf alternatieven leert kennen of maken.
- Van haver, quinoa, rijst en amaranth bestaan ook vlokken die je door de muesli kunt doen. Er bestaat zelfs rijstpasta, maispasta en quinoapasta, dus als daar geen andere granen bij zitten kun je het gewoon eten.

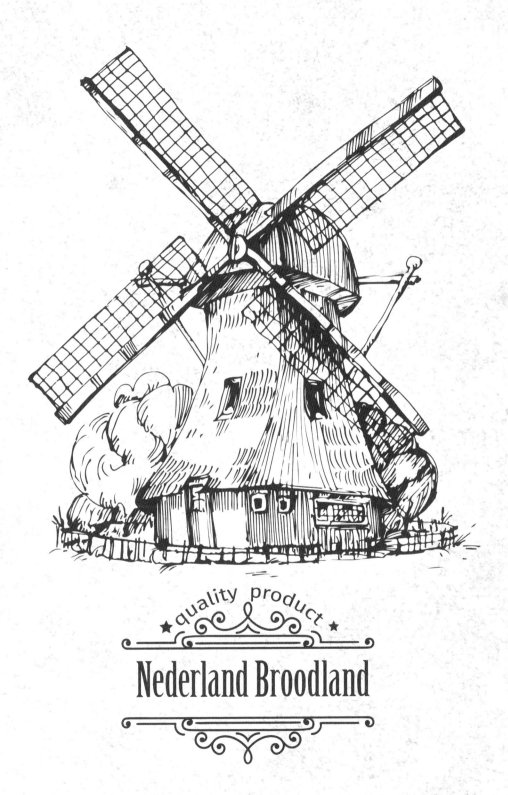

quality product

Nederland Broodland

107

Allemaal van de gluten af?

Als je om je heen kijkt lijkt het soms alsof iedereen ineens glutenintolerant is. Het is een behoorlijke hype. Mijn mening is dat de mensheid niet collectief gluten-intolerant is. Dat zie je namelijk helemaal niet terug in de onderzoeken en ook niet in het klachtenpatroon van mensen. Een gezond persoon met een gezonde darm kan best wat gluten hebben in zijn leven. Het is ook niet 'onnatuurlijk'; ook in de tanden van de vroegste mensen zijn sporen van granen gevonden.

Daar staat tegenover dat wij wel op een onnatuurlijke manier omgaan met granen. We hebben ze voorheen nooit op dezelfde industriële manier geteeld, bewerkt en gegeten als we nu doen. Nederland broodland: een Brinta-ontbijt en zes boterhammen bij de lunch – en als je honger hebt eet je nog maar een boterhammetje tussendoor. Dat is geen natuurlijk patroon en er zijn dan ook meer mensen die er last van krijgen dan pakweg tweehonderd jaar geleden, toen granen nog op een heel andere manier geteeld en bewerkt werden (en we er veel minder van aten).

Dus nee, ik denk dat we niet allemaal standaard glutenvrij zouden moeten eten – maar als je darmklachten hebt, zou het wel een van de eerste dingen zijn die ik zou uitproberen. Vraag eventueel een deskundige om je te testen en je te helpen een gezond glutenvrij dieet samen te stellen.

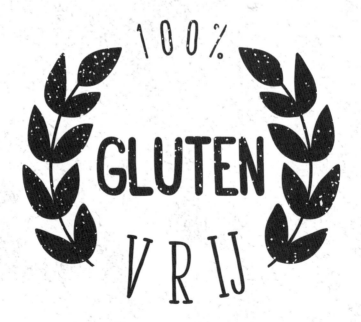

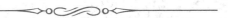

Volkoren?

'Volkoren moet mevrouw, want het bevat zo lekker veel *vezels* en vezels hebben u en ik nodig voor een prettige darmpassage.' Te weinig vezels is een van de grootste oorzaken van obstipatie, en de darmflora heeft ook vezels nodig om zich goed te kunnen ontwikkelen. De relatie met darmkanker (bij te weinig vezels) is zelfs al gelegd.

Maar moeten het dan altijd vezels zijn uit volkorenboterhammen? Vraag een willekeurige Nederlander waar hij aan denkt bij 'vezels' en hij komt ongetwijfeld met de bruine boterham op de proppen. Dan ontbijtgranen en yoghurtdrankjes met extra vezels. En dan heel lang niets meer. En als je geluk hebt, daarna nog eens een keer groenten en fruit. Want daar zitten ze ook in, die vezels. Meer weet hij er niet over, onze Nederlander, over vezels.

Maar dat wil natuurlijk niet zeggen dat volkorenbrood en -pasta ook de enige bron van vezels *zijn*. Sterker nog, dit soort vezels is zelfs behoorlijk omstreden. Ten eerste komen ze bijna allemaal van tarwe en daar krijgen we toch al veel te veel van binnen. Ten tweede is ook het gebruik van volkoren uit granen omstreden, omdat de scherpe vezels aan de binnenkant van de darmen zouden schuren. Is me dat even schrikken. Laat ik duidelijk zijn: we weten nog niet zeker of dit echt helemaal klopt. Het schuren zou namelijk ook juist gezond kunnen zijn, omdat het darmcellen stimuleert om meer gezond slijm aan te maken. Maar het is stof tot nadenken, dat wel…

Welkoren?

Maar goed, wat moet je dan? Terug naar de vezels uit groenten en fruit natuurlijk. Die bevatten vaak evenveel of meer vezels dan granen. Bovendien zitten er meer oplosbare vezels in dan in volkorenproducten (*zie Eten voor je darmflora pagina 141*). En da's fijn. Want je darmflora snackt zich een ongeluk aan al die heerlijke oplosbare vezeltjes. Bovendien remmen die vezels het hongergevoel, dus die tussendoortjes kunnen ook in de kast blijven.

Recept: Oh, yes, prebiotische pizza

Stel hè. Stél dat er een recept zou bestaan voor pizzabodem, dat gluten- en graanvrij is én prebiotisch én veganistisch én paleo én goddelijk lekker én makkelijker te maken dan 'gewone' pizzabodem. Zou je daar dan blij van worden? Als je dit eenmaal gemaakt hebt, vraag je je af waarom we dit niet altijd zo doen. Een perfect recept: glutenvrij, zuivelvrij, eivrij... En tóch een pizzakorst die niet van 'echt' te onderscheiden is. En nog goed voor je darmflora ook – door het zetmeel in de cassave.

Oké, daar gaan we. Let op hè. Prebiotisch pizzadeeg in zes stappen.

Je neemt:

- 1 flinke cassavewortel
- 2-3 eetlepels kokosolie (biologisch, ontgeurd)
- 1-2 theelepels grijs zeezout
- wat zetmeel (arrowroot, tapiocazetmeel, maizena etc.)

Je doet:

- Schil de cassavewortel met een scherp mes en snij hem in stukken van ca. 3 × 3 cm
- Kook de stukken tot ze goed zacht zijn en giet ze af.
- Stop ze in de blender met een flinke kwak kokosolie. Ik bedoel een flinke kwak. Nee, ik weet niet hoeveel gram. Geen zorgen, je kunt later altijd nog meer toevoegen als het nodig is. Durf te leven. En ja, het mag ook roomboter zijn.
- Blend. Gebruik een stevige blender of een goede staafmixer – en *look at the magic!* Binnen een paar seconden transformeer je de blokken gekookte cassave tot een deeg. Tah-dah.
- Stort het deeg uit op een ingevette bakplaat. Spreid het wat uit en laat het afkoelen.
- Ziezo. Nu is het klaar. Je kunt het deeg nu kneden en bewerken. Uitrollen tot een echte pizzabodem of er kleine minipizza's of pizzabroodjes van maken. Bijna niet te onderscheiden van echt pizzadeeg, echt waar!

Tips:

- Als het te kleverig is, kun je een paar dingen doen: iets meer kokosolie toevoegen of het deeg bestrooien met tapiocabloem (of een willekeurig ander zetmeel) om het overtollige vocht op te nemen.
- Het kan zijn dat er wat klontjes in het deeg blijven. Zolang ze niet te groot zijn, heb je daar met eten geen last van. Verwijder wel de vezelige binnenkant die als een draadje in het midden van de wortel zit.
- Het moet echt afgekoeld zijn, dus dit is een recept waar je van tevoren aan moet denken. 's Middags maken voor 's avonds dus, of 's avonds voor de volgende dag.
- Het deeg blijft (goed afgedekt) een paar dagen goed in de koelkast.
- Maak ze in het klein of als kleine pizzabroodjes om mee te geven als onderdeel van je glutenvrije groentelunch.
- Voeg een beetje zout en kruiden toe voor een wat meer smaakvolle korst.

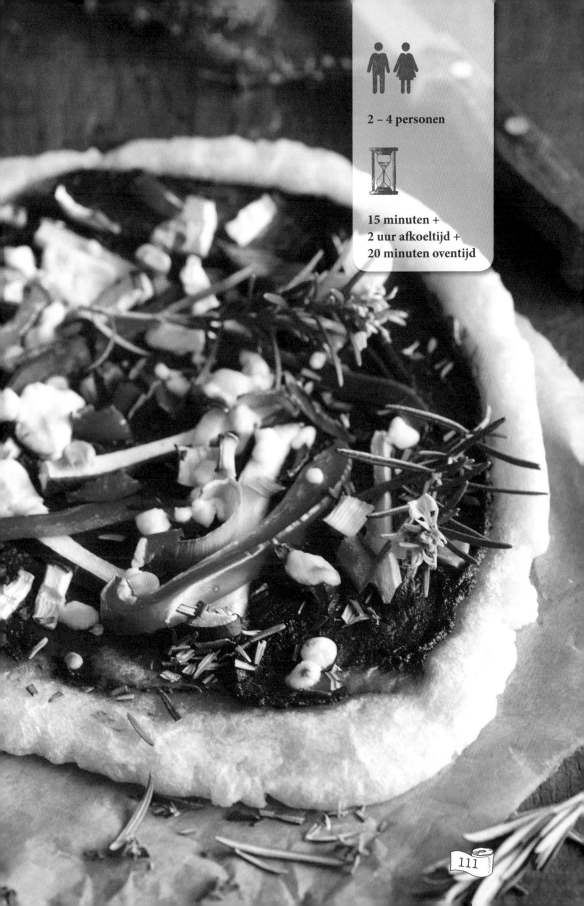

Zuivel

Voor zuivel geldt grotendeels hetzelfde als voor gluten: lang niet iedereen is er overgevoelig voor. Maar de manier waarop we ermee omgaan, zorgt voor veel meer klachten dan ooit eerder in de geschiedenis. Ook bij melk zijn er twee soorten reacties: intolerantie en allergie.

- **Lactose-intolerantie** wil zeggen dat je het melksuiker lactose niet goed kunt verteren. Meestal komt dat doordat je zelf niet voldoende **lactase** aanmaakt, het enzym dat lactose in stukjes moet knippen. Daardoor komt er te veel onverteerde lactose in de dikke darm, wat kan zorgen voor klachten als dunne/stinkende ontlasting, opgeblazen gevoel en buikpijn. Meestal blijven de klachten beperkt tot de buik, maar vaak voelen mensen zich ook moe.
- **Koemelkeiwitallergie** wil zeggen dat iemand allergisch reageert op bepaalde eiwitten in koemelk. Er is dus een reactie van het immuunsysteem. Het lichaam denkt dat er een indringer is, terwijl dat niet het geval is. Als reactie gaat het immuunsysteem tekeer, wat laaggradige ('stille') ontstekingen kan veroorzaken. Iemand met koemelkeiwitallergie kan daar buikklachten van krijgen, maar dus ook heel andere klachten.

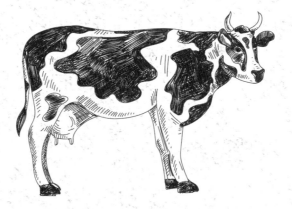

Ook hier is het niet de melk die als product zelf slecht is. Mensen hebben eeuwenlang melkproducten gegeten en gedronken, en vrijwel niemand kreeg daar echt last van. Waar het misgaat, is ook hier weer de hoeveelheid die we binnenkrijgen én de manier waarop zuivel bewerkt wordt. Melk wordt bijvoorbeeld altijd gepasteuriseerd. Dat zorgt ervoor dat de eiwitten die erin zitten, denatureren (hard worden, zoals bij een gekookt ei). Dat is ook de bedoeling, want daardoor sterven de bacteriën (die ook eiwitten in hun cellen hebben). Het nadeel is wel dat de melk daardoor veel moeilijker te verteren is. Enzymen hebben bijvoorbeeld ook een eiwitcomponent. Het enzym lactase, dat van nature in (rauwe) melk zit, wordt tijdens de pasteurisatie vernietigd, maar de lactose blijft intact. Gevolg: je krijgt niet meer een kant-en-klaar pakketje enzymen mee om de melksuiker te verteren.

Ik ga geen wetenschappelijke discussie voeren over de (on)gezondheid van melkproducten. Daar kun je namelijk op zichzelf al een heel boek over schrijven. Maar heb je last van bovenstaande klachten, dan kan het natuurlijk interessant zijn om eens twee weken zuivelvrij te eten, om te kijken wat het voor je doet. En voor iedereen geldt: geniet met mate – en onderzoek wat voor jou werkt.

Biogene aminen

Als aminozuren (de bouwblokken waaruit eiwitten zijn opgebouwd) worden afgebroken door bacteriën, kunnen er stoffen ontstaan waar ons lichaam op reageert. Dit noemen we biogene aminen. De bekendste biogene amine is histamine.

Histamine is een stof die normaal gesproken in ons lichaam (en onze darmen) voorkomt. Hij speelt een rol in het immuunsysteem. Als alles goed gaat, breekt je lichaam de histamine gewoon af en heb je nergens last van.

Maar soms kan je lichaam de histamine niet goed afbreken en blijft er te veel van in je darmen achter. Dit kan klachten veroorzaken als een opgeblazen gevoel, verstopping of juist diarree (soms zelfs heel heftig). Ook kun je dan vaak de histamine in de rest van het lichaam niet goed afbreken, wat kan leiden tot vermoeidheid, jeuk en hooikoortsklachten.

Biogene aminen komen in veel voedingsmiddelen voor. Het zijn omzettingsproducten van aminozuren, dus alle voedingsmiddelen die eiwitten bevatten zijn er in meer of mindere mate gevoelig voor. De vuistregel is: hoe ouder een product is, hoe meer biogene aminen (b.a.'s) er gevormd worden. In oude kaas zit dus meer dan in jonge kaas. In vis die net van de hengel komt zitten nauwelijks b.a.'s, maar vis die al een paar dagen op een boot is vervoerd zit er vol mee.

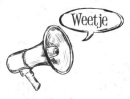

Biogene aminen kunnen veel verschillende klachten veroorzaken. Mensen die geen verklaring kunnen vinden voor hun klachten, knappen soms op wonderbaarlijke wijze op als ze de b.a.'s uit hun voeding schrappen.
Je hoeft daarbij niet altijd even streng te zijn (dan kun je bijna niets meer eten!): zie het als een emmer die voller kan zijn of leger. Eet je veel producten met b.a.'s, dan raakt je emmer voller en stroomt die op een gegeven moment over – met klachten als gevolg. Misschien kun je dus best een stukje kaas eten op een feestje, maar is kaas én worst én twee glazen rode wijn iets te veel van het goede…

Recept: Nepmelk

O jee... wat doe je als je erachter komt dat je niet goed tegen zuivel kunt? Plantaardige melk uit de supermarkt is duur en zit vaak vol suiker. Gelukkig kun je het heel goed zelf maken. Het heeft niet dezelfde voedingswaarde als gewone zuivel, maar is wel prima te gebruiken in recepten of voor in je havermout. Het sleutelwoord is ook hier weer variatie: neem niet elke dag dezelfde nepmelk, maar wissel af tussen verschillende soorten.

Je kunt nepmelk maken van veel verschillende producten: rijst, (glutenvrije) granen, quinoa, amaranth, chufa (tijgernoten), hennepzaad, noten... Er is één universeel recept voor alle soorten nepmelk. Het is niet ingewikkeld en gaat zo:
- Neem anderhalve mok spul (met spul bedoel ik granen, zaden, rijst, soja, hennepzaad, hak groot spul zoals amandelen en hazelnoten eerst even fijn).
- Neem vier mokken (een liter) water.
- Voeg een theelepeltje citroensap toe.
- Laat het een paar uur weken.

Na het weken kun je er melk van maken. Dat gaat zo:
- Geef het aan een koe en wacht tot je haar kunt melken.
  Nee, flauw. Het moet zo:
- Sommige soorten spul (rijst, granen – alles wat je normaal gesproken ook niet rauw kunt eten) moet je even afspoelen en met vers water (zonder citroensap) koken.
- Andere soorten (noten en zaden) kun je, met weekwater en al, rauw verwerken.
- Zet vervolgens de staafmixer erop. Mix het spul tot het wittig wordt en op melk begint te lijken.
- Zeef het door iets dat spul tegenhoudt: een fijne zeef, koffiefilter, oude panty, stuk kaasdoek...
- Voeg eventueel nog wat vet toe (gesmolten ghee of kokosolie doen het vaak goed) en haal het nog even door de blender om alles goed te mengen.

Tips:
- Om je melk nog rijker te maken kun je ook huisgemaakte bouillon (zonder zout) gebruiken in plaats van water, of een lepeltje gelatinepoeder toevoegen aan het eindresultaat.
- En klaar is je melk! Een paar dagen houdbaar in de koelkast – en daarna maak je dus weer een andere versie.
- Te waterig? Dan gebruik je volgende keer wat meer spul. En gebruik je minder water (en meer vet), dan krijg je dus 'room'.

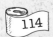

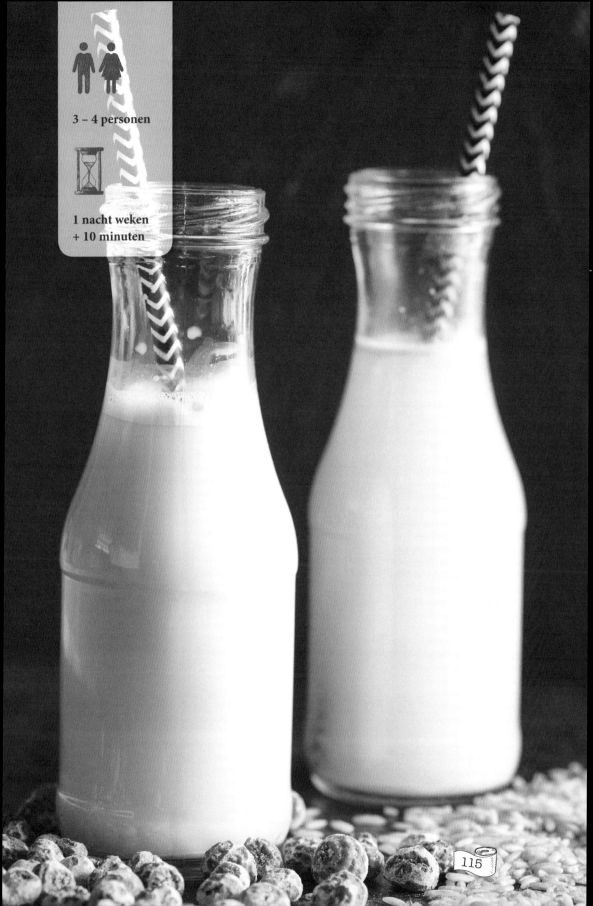

3 – 4 personen

1 nacht weken
+ 10 minuten

NET ALS VITAMINEN EN MINERALEN HEB JE IN FEITE OOK DAGELIJKS EEN PORTIE BACTERIËN NODIG OM JE DARMFLORA AAN TE VULLEN.

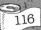

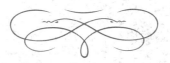

HOOFDSTUK 5

Hou je darmen gezond

Rotzooi eruit gooien is stap 1 in het gezond houden van je darmen en darmflora. Maar daarmee ben je er nog niet. Stoppen met je bacteriën telkens op hun kop slaan is leuk, maar je moet ze misschien ook nog een beetje helpen. Door ze te eten te geven, of door hun huis een beetje gezellig in te richten. In dit hoofdstuk leer je hoe je dat doet.

Een van de eerste dingen waar je waarschijnlijk aan denkt als we het over darmflora hebben, zijn probiotica. Supplementen met bacteriën die je inneemt om te zorgen dat het feestje in je darmen gezellig blijft, dat er niet de hele avond op de tafel wordt gedanst en dat er niets gesloopt wordt door dronken gasten. Maar wat zijn probiotica eigenlijk precies? Hoe gebruik je ze en waar moet je op letten als je ze koopt?

Laten we beginnen met een treurige mededeling: probiotica zijn niet dé oplossing voor alle darmklachten, maar ze kunnen wel een bijdrage leveren aan het gezond maken (en houden) van je darmen.

Vroeger, voordat de koelkast was uitgevonden, maakten we groenten in om ze te kunnen bewaren voor de winter. Dat inmaken gebeurde vaak door middel van fermentatie: een proces waarbij bacteriën uit de lucht in het voedsel komen. Door te zorgen voor speciale omstandigheden bederft het product niet maar wordt het aangenaam zuur. Denk aan zuurkool en yoghurt. Dit waren eigenlijk de probiotica *avant la lettre*!

Tegenwoordig krijgen we nog maar weinig bacteriën binnen via onze voeding:
- Augurken en ander 'tafelzuur' worden tegenwoordig ingemaakt met behulp van azijn en suiker en niet met bacteriën.
- Producten die nog wel gefermenteerd worden, zoals yoghurt en zuurkool, worden vaak bewerkt na de productie waardoor de bacteriën niet levend ons bord bereiken.
- Vroeger kregen we nog weleens wat aarde binnen omdat we op het land werkten; tegenwoordig zijn onze machinaal geoogste groenten grondig schoon geschrobd.
- Waar we het vroeger niet zo nauw namen met de hygiëne doen we dat tegenwoordig gelukkig wel – maar misschien wel iets té goed, waardoor we ook geen gunstige bacteriën meer binnenkrijgen.

We happen dus veel minder probiotische bacteriën dan vroeger. Tegelijkertijd zijn onze leefomstandigheden veel minder gunstig voor de bacteriën die we al hebben. Net als vitaminen en mineralen heb je in feite ook dagelijks een portie bacteriën nodig om je darmflora aan te vullen. Maar we zijn niet bepaald gewend om dat ook echt te nemen. Eten is trouwens nog veel gunstiger dan een pilletje slikken, want in gefermenteerde voeding zitten veel meer bacteriën en veel meer verschillende soorten dan je ooit in een capsule zult vinden (*zie Eten voor je darmflora pagina 141*).

Maar als je van jezelf weet dat je weinig gefermenteerde voeding met levende bacteriën inneemt (en nee, bier en worst tellen niet), dan kan het interessant zijn om probiotica te gebruiken. Naast je multivitamine en visolie natuurlijk. Want die zijn ook belangrijk.

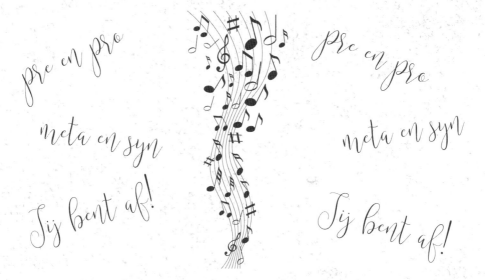

Prebiotica, probiotica, metabiotica, synbiotica

Wat? Het was al ingewikkeld genoeg met de antibiotica en de probiotica, maar dit lijkt wel een kinderliedje: 'pre en pro, meta en syn, jij-bent-af'! Moeten we dat dan óók allemaal nog weten en gebruiken? Nou ja, je moet niks. Ik leg het gewoon even uit, goed? Dan mag je daarna zelf bepalen wat je wilt onthouden.

- **Biotica** is de term voor alles wat iets met bacteriën doet.
- **Antibiotica** kennen we: dat werkt tegen bacteriën (en dus niet, zoals veel mensen denken, tegen schimmels of parasitaire wormen; die heten respectievelijk antimycotica en anthelmintica).
- **Probiotica** zijn dus, inderdaad, bacteriën. In een supplement zijn ze vaak gevriesdroogd. Als ze in aanraking komen met vocht, komen ze weer tot leven en beginnen ze zich te vermenigvuldigen.
- **Prebiotica**. Goed, pre- betekent 'voor'. Geef je dit dan voordat je probiotica gebruikt?

Een soort grondverf? Ja en nee. Prebiotica zijn voedingsstoffen die de darmbacteriën eten. En wat eet, groeit. Dus als je bacterievoedsel eet, groeit je bacteriepopulatie. Ook prebiotica krijg je dagelijks binnen. Het zijn namelijk voedingsvezels! Je vindt ze voornamelijk in groenten en fruit. Ook worden deze vezels sinds een paar jaar vaak toegevoegd aan de probiotica. Dan heten ze ineens FOS (Fructo-Oligo-Saccharide), XOS (Xylo-), GOS (Galacto-) of inuline. Prebiotica bevatten zelf dus geen levende bacteriën, maar ze worden vaak toegevoegd aan probiotica, als lunchpakketje voor de levende bacteriën.

- **Metabiotica** zijn de *new kids in town*. Metabiotica zijn stofwisselingsproducten van bacteriën. De stofwisseling noem je ook wel metabolisme en de producten die daarbij vrijkomen heten metabolieten. Metabiotica is dus niets anders dan bacteriepoep. En voordat je misselijk wordt: poepen is het beste dat ze ooit voor je kunnen doen! Bacteriën 'poepen' namelijk niet echt, ze scheiden alleen stoffen uit. Zuren bijvoorbeeld, die ervoor zorgen dat je darmen werken zoals ze horen te werken. En verdedigingsstoffen zoals waterstofperoxide, die je beschermen tegen slechte schimmels en bacteriën. Bovendien houdt het bacteriële ecosysteem zichzelf in stand: de poep van de een is voedsel voor de ander, en de poep van de ander beschermt nummer een. Handig om te hebben dus, die metabiotica. Hoe krijg je ze? Ze komen natuurlijk voor op plekken waar bacteriën zitten. Dus in gefermenteerde voedingsmiddelen. En eet je die niet genoeg – dan vind je ze ook weer in bepaalde supplementen.
- **Synbiotica** – syn komt van synergie, dat 'succesvolle samenwerking' betekent. Een samenwerking waarbij de som der delen meer is dan het totaal van de losse onderdelen. 1 + 1 = 3. Het is eigenlijk een beetje flauwe term, want het betekent in de praktijk niets anders dan de combinatie van pre- en probiotica. Je kunt wel bacteriën toevoegen, maar als die niet genoeg te eten hebben, overleven ze ook niet. En je kunt wel bacterievoedsel toevoegen, maar als er niet genoeg bacteriën zijn om het op te eten, heb je er weinig aan. Dus pre- en probiotica samen doen méér dan prebiotica en probiotica apart.

Waarom probiotica vaak niet werken

Ja ja, dat is nogal een uitspraak uit de mond van een darmfloratherapeut. 'Wat zeg je nu? Werken probiotica niet? Heb ik daar mijn goeie geld aan uitgegeven?' Neen, luistert! Ik zeg niet dat probiotica niet werken – ik zeg dat ze vaak niet werken. En ik zal je uitleggen waarom.

De probioticarage is in volle gang. Ik denk dat het begon bij de yoghurtjes. Die in zo'n minifrutselverpakkinkje waar je er dan één per dag van achterover moet slaan. Ze hebben een uitgekiende smaak: zo een waarvan je op gepaste wijze kunt denken: *ieuw, bacteeeries!* Maar dat het dan toch wel zo'n soort van lekker is (*a spoonful of sugar makes the medicine go down* – letterlijk in dit geval). Slim bedacht, dikke hit. Toch ben ik niet onverdeeld blij met ze. Ze geven namelijk, zoals zo vaak in de reclame, een nogal onvolledig beeld over een nogal onvolledig product. In onze darmen leven zevenhonderd tot duizend verschillende bacteriestammen. Een groot deel daarvan behoort tot een stuk of tien families. De meeste bacterieyoghurtjes bevatten één stam. Eén. Denk je nu echt dat het toevoegen van één stam iets substantieels bij kan dragen? Bovendien zit er vaak een hele klap suiker in dit soort producten. En laat er nu één ding zijn dat je darmflora ondermijnt... precies.

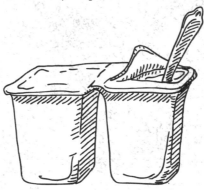

'Maar al die yoghurtjes helpen toch? Ik kan er veel beter door naar het toilet. Hoe komt dat dan?' Heel simpel: de meeste mensen hebben zo'n groot tekort aan goede bacteriën en aan vezels in hun voeding, dat het toevoegen van een heel klein beetje ervan, al verbetering geeft in hun situatie. Maar dat wil niet zeggen dat ze dus 'goed werken'. Want het kan nog veel beter.

En dan vergeet ik nog bijna het stukje waarin er ronduit tegen je gelogen wordt. Dat van die 70 procent van je weerstand. Dat klopt: je immuunsysteem wordt geprikkeld door een gezonde darmflora om afweerstoffen (*immuunglobulinen type A*) aan te maken. Er is maar één puntje dat ze er in de reclame niet bij vertellen. Dat prikkelen gebeurt namelijk voornamelijk door *aerobe* stammen. En in yoghurtjes zitten alleen *anaerobe* stammen. Die zijn makkelijker te controleren en goedkoper. Hoewel die anaerobe stammen ook goed zijn voor je darmflora, is er één ding wat ze in elk geval niet doen: het immuunsysteem prikkelen. Maar wel een slimme marketingtruc, jongens. Punten voor het proberen.

'Maar echte probiotica dan? Uit zo'n potje met capsules of poeder? Díé doen toch zeker wel wat ze beloven?' Nou... ja en nee. Ook in die probiotica zitten over het algemeen anaerobe bacteriën. Het grote voordeel van goede preparaten is dat ze veel meer stammen bevatten dan zo'n yoghurtje en doorgaans geen suiker. Het maakt echt verschil of je één saaie *Lactobacillus acidophilus* hebt of een combinatie van tien verschillende Lacto's en Bifido's. Tot zover wint de echte probiotica dus. Maar het blijven anaerobe bacteriën. Ze houden niet van zuurstof. En waar hebben de meeste mensen een tekort aan? Aan aerobe bacteriën. Dus het is eigenlijk heel logisch:
Te weinig zuurstofvretende bacteriën = te veel zuurstof in de darm = geen goede omgeving voor bacteriën die niet van zuurstof houden.

TE WEINIG ZUURSTOFVRETENDE BACTERIËN = TE VEEL ZUURSTOF IN DE DARM = GEEN GOEDE OMGEVING VOOR BACTERIËN DIE NIET VAN ZUURSTOF HOUDEN.

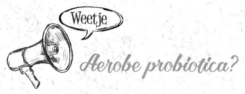

Aerobe probiotica?

Helaas is het lastig om aerobe bacteriën toe te voegen aan je voedselinname. Ze zijn wel verkrijgbaar, maar ze kunnen behoorlijk pittig zijn voor je darmen. Als darmfloratherapeut zet ik ze alleen in bij mensen van wie ik zeker weet dat ze dat aankunnen. Als er bijvoorbeeld ontstekingsactiviteit in de darm is, geven wij zo'n aeroob probioticum niet – maar zonder onderzoek is het lastig te zeggen of je vrij bent van ontstekingen. Wat je wel kunt doen, is het milieu in je darmen zo goed mogelijk verbeteren; daar profiteren ook je eigen aerobe bacteriën van!

Toch ook positieve effecten?

Vaak helpen die probiotica wel even, namelijk zolang je ze gebruikt. Dat komt omdat de bacteriën die je slikt, in je darmen wél positieve effecten hebben. Ze doen gedeeltelijk hun werk en verbeteren het darmmilieu door het bijvoorbeeld zuurder te maken en door ten strijde te trekken tegen schadelijke bacteriën en schimmels. Maar vaak komen de klachten weer terug zodra het potje leeg is, omdat het milieu in de darmen (nog) niet geschikt genoeg is om je eigen darmflora op de rit te houden.

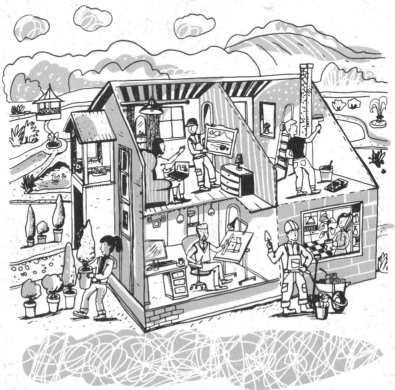

Natuurlijk is de enige oplossing dat je het milieu in je darmen blijvend moet zien te verbeteren. Als dat lukt (en ik geef toe: echt gemakkelijk is het niet), krijgen je bacteriën weer een huis waar ze in willen wonen. Ze vermenigvuldigen zich vrolijk, jij giet af en toe wat vers bacteriegebeuren naar binnen (met voeding of met probiotica) en zo onderhoud je het huis.

Ben je daarna voor altijd van de probiotica af? Nee. Een huis kun je ook niet één keer bouwen en dan verwaarlozen. Er moet af en toe een nieuw verfje op de kozijnen, de dakgoten moeten leeggeschept worden en je wilt weleens nieuwe gordijnen. Zo werkt het ook met je darmen: als je de boel niet onderhoudt, zakt het in elkaar. Je hebt dus, net als voor vitaminen en mineralen geldt, regelmatig goede bacteriën nodig. Lukt het om die in te nemen met je voeding, dan is dat perfect. Lukt dat niet, dan is het toch de moeite waard om eens na te denken over probiotica.

Zo vind je een goed probioticum

Het maakt dus uit wat voor soort probiotica je neemt. De wereld van de supplementen verandert enorm snel. Vaak neemt de kwaliteit toe, maar soms duikt een merk op een 'hype' en produceert even snel een goedkoop poedertje of pilletje om mee te kunnen liften. Je kunt je voorstellen dat een goed uitgedacht en wetenschappelijk onderbouwd supplement meer effect heeft dan een product dat 'even snel' in elkaar is gedraaid. Maar waar moet je op letten als je probiotica zou willen slikken?

- Zorg voor een product met een goede diversiteit aan stammen. Meestal is een product met tien verschillende stammen beter dan een product met één stam.
- Let op de hoeveelheid bacteriën die erin zitten: de meeste producten bevatten 1 of 2 miljard bacteriën per capsule. Dat klinkt als veel, maar er zijn ook supplementen die 20 of zelfs 400 miljard bacteriën tellen. Het gaat niet zozeer om de bacteriën zelf, maar om het kiemgetal: hoeveel bacteriën kunnen uitgroeien tot een gezonde kolonie? Dit wordt meestal aangegeven als KVE of CFU: Kolonie Vormende Eenheden / Colony Forming Units. Méér is niet altijd beter; soms is een heel sterk geconcentreerd supplement veel te heftig voor je darmen. Kom je er niet uit, raadpleeg dan een deskundige.
- De beste preparaten zetten niet alleen de naam van de bacteriën op de verpakking, maar ook het type of stamnummer. Er kan namelijk veel verschil zitten tussen een Lactobacillus acidophilus van het ene of andere type. Aan de hand van de stamnummers kun je controleren of het product altijd dezelfde stamnummers bevat en met welke types wetenschappelijk onderzoek is gedaan.
- Toevoegingen zoals suiker, lactose, rijstzetmeel zijn meestal niet nodig. Het is niet

altijd erg (hoewel ik supplementen met suiker zou laten liggen), maar als het niet hoeft, zou ik het lekker vermijden. Er zijn veel supplementen op de markt die meer toevoegingen dan bacteriën bevatten, maar gelukkig ook een aantal die zo puur mogelijk zijn gehouden. Prebiotische vezels (FOS, inuline) kunnen meestal geen kwaad (of zijn zelfs gunstig), tenzij je daar toevallig niet goed tegen kunt.

- Er is veel discussie over 'verse' probiotica: supplementen die levende bacteriën bevatten en die je in de koelkast moet bewaren. De meeste producten die je niet in de koelkast hoeft te bewaren, bevatten gevriesdroogde bacteriën. Die zijn doorgaans heel goed in staat om weer 'tot leven te komen' als je er wat water aan toevoegt. Ik heb nooit onderzoek gezien dat bewijst dat verse probiotica per definitie beter zijn dan de gevriesdroogde variant.

- Wel belangrijk: het product moet een bescherming bieden tegen maagzuur. Je maagzuur is erop gericht om zo veel mogelijk van wat er binnenkomt, dood te maken. Manieren om dit te omzeilen zijn bijvoorbeeld capsules met een speciale coating, gevriesdroogde bacteriën of bacteriën in poedervorm die je moet oplossen in wat water (*zie onderstaand Hoe gebruik je probiotica?*). In ieder geval is er genoeg onderzoek gedaan waarbij bacteriën in een supplement een speciale 'tag' kregen, die later ook echt werden teruggevonden in de darmen (en zelfs op andere plekken in het lichaam). Dus we weten dat in elk geval een deel van de bacteriën het maagzuur overleeft.

Hoe gebruik je probiotica?

Eerlijk is eerlijk: de meeste écht goede probiotica zijn niet goedkoop. En dan is het ook nog de bedoeling dat je ze de rest van je leven regelmatig slikt. Ik zeg het nog maar een keer: bacteriën uit echt, levend, gefermenteerd voedsel zijn beter én goedkoper. Maar slik je toch een supplement, doe het dan in elk geval op de juiste manier, dan krijg je het beste effect:

- Afwisseling is belangrijk: slik niet de rest van je leven één en hetzelfde product, maar wissel het zo goed mogelijk af. In een natuurlijke situatie heb je ook niet continu met dezelfde gestandaardiseerde stammen te maken – onze voorouders wisten niks van stamnummers, maar hadden wel een stuk gezondere darmflora. Je kunt er bijvoorbeeld voor kiezen om na iedere verpakking een verpakking van een ander betrouwbaar merk te nemen. Alleen als je erg gevoelige darmen hebt, is het misschien prettig om het bij één of twee producten te houden waarvan je weet dat je er goed op reageert.

- Als je klachten hebt, is het soms fijn om tijdelijk een wat hogere 'acute dosering' te nemen. Merk je verbetering en blijft die stabiel, dan kun je langzaam terugschakelen naar een wat lagere onderhoudsdosering. Afhankelijk van het product dat je hebt kun je dan bijvoorbeeld om de dag een lage dosering nemen, of juist eens in de drie maanden een 'kuurtje' doen.

- Gebruik ze in ieder geval lang genoeg. Ik hoor zo vaak: 'Het hielp niet', omdat iemand na een paar weken nog geen verschil merkte. De veranderingen in je darm kunnen heel snel gaan (als je iets verkeerds eet bijvoorbeeld), maar echt structurele verbetering vraagt tijd. Begin eens met drie maanden, dan praten we verder. Merk je na die tijd helemaal niets, dan is de kans groot dat er meer aan de hand is. Misschien zijn je voeding of darmmilieu niet optimaal genoeg om de bacteriën in je darmen te onderhouden.

- Geef je bacteriën een bad. De meeste preparaten zijn gevriesdroogd, voeg je water toe, dan ontkiemen de bacteriën en komen ze weer tot leven. In die net-ontkiemde staat zijn ze het beste in staat om het maagzuur te overleven. Gebruik je poeder? Voeg het dan toe aan een laagje water, laat het circa vijf tot tien minuten staan en drink het dan pas op.

- Over maagzuur gesproken: moet je bacteriën nu tussen de maaltijden of juist tijdens de maaltijd slikken? Tijdens de maaltijd is er (als het goed is) gelijk te eten voor je vriendjes, maar er wordt dan ook meer maagzuur geproduceerd. Tussen de maaltijden in is er minder direct voedsel, maar ook minder maagzuur. Voor zover ik weet is er geen sluitend onderzoek naar het beste moment van inname. Bovendien: iets innemen op een willekeurig moment is altijd nog beter dan helemaal niets innemen. Dus mijn advies is meestal: doe wat het beste bevalt. Zelf slik ik mijn probiotica vlak voor het naar bed gaan. Dan kunnen ze de hele nacht hun herstellende werk doen en doen ze zich tegoed aan wat ik bij het avondeten heb gegeten.

- Gebruik ook prebiotica. Ook hier geldt weer: haal prebiotica het liefste uit je voeding. Lukt dat niet, dan kun je overwegen om een prebiotisch supplement te gebruiken. Ik raad zelf aan om iets milds te kiezen op basis van bijvoorbeeld tapiocazetmeel (uit cassave). Vaak geven supplementen op basis van inuline of bronnen van *resistant starch* zoals aardappelzetmeel, zeker in het begin behoorlijke eh, gassigheid.

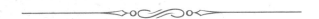

Medicijnen en je darmflora

Ik ben niet tegen antibiotica. Soms zijn ze hard nodig, gelukkig maar dat ze er zijn. Zonder antibiotica was ik een paar jaar terug roemloos ten onder gegaan aan een nierbekkenontsteking – en ik ben lang niet de enige die het niet overleefd zou hebben. Hoera voor antibiotica.

Maarrr: het is niet allemaal fijn wat ze doen. Het grootste probleem is dat ze weinig onderscheid maken: naast het afmaken van de slechte bacteriën (joepie) worden ook een groot deel van de goede bacteriën een kopje kleiner gemaakt (niet zo joepie). Een van de taken van de darmflora is het beschermen van de darm tegen indringers en opportunisten zoals Candida albicans (die schimmel die spruw veroorzaakt en jawel,

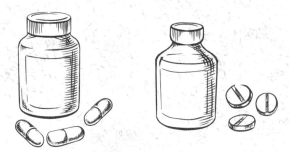

ook een jeukende dot). Vaag je in één beweging (of in veertien dagen driemaal daags) een deel van die darmflora weg, dan zien deze lagere levensvormen hun kans schoon en haken aan op de darmwand. Bovendien mis je ineens een belangrijk deel van je spijsvertering. Gevolg: diarree, een verminderde weerstand en jawel, ook die jeukende dot. *You get the picture.*

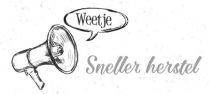

Sneller herstel

Zonder probiotica duurt het na één antibioticakuur ongeveer drie maanden voordat je darmflora zich weer herstelt. Moet je binnen hetzelfde jaar nog een keer aan de antibiotica, dan duurt het al een jaar om je flora weer te herstellen. Al die tijd ben je kwetsbaarder voor een overgroei aan vervelende darmbacteriën en voor allerhande spijsverteringsklachten.

Ook andere medicatie kan de darmflora aantasten, onder andere:
- pijnstillers (vooral NSAID's)
- luchtwegmedicijnen (astma-'puffers')
- antidepressiva
- diarreeremmers
- laxeermiddelen

En nogmaals: het is fijn dat ze er zijn voor de momenten dat het nodig is, maar het is goed om te weten dat de meeste medicijnen niet het beste zijn dat je darmflora ooit is overkomen. Moet je deze medicatie (regelmatig) gebruiken, dan kun je zelf gelukkig ook actie ondernemen om de schade te beperken.

Probiotica bij medicijngebruik

Slik je langdurig medicijnen? Dan kun je er in de meeste gevallen gewoon probiotica naast gebruiken. Heb je een ernstige aandoening of slik je zware medicatie, overleg dan altijd even met je arts. Volg verder de richtlijnen voor goede voeding, dan heb jij er in elk geval alles aan gedaan om je bacteriefamilie tevreden te houden.

Antibiotica-begeleidingsplan

Heb je een antibioticakuur nodig? Volg dan deze stappen om je darmflora te ondersteunen!

- Bij een 'gewone' antibioticakuur (zoals voor blaasontsteking) kun je prima zelf aan de slag met probiotica. Heb je een ernstige of chronische aandoening, of een andere risicofactor, overleg dan eerst goed met je arts.
- Neem zo snel mogelijk een goede kwaliteit probiotica.
- Antibiotica moet je doorgaans drie keer per dag bij de maaltijd slikken; neem dan ook drie keer per dag probiotica. Neem de probiotica telkens anderhalf tot twee uur na de antibiotica. Neem de laatste dosering probiotica vlak voor het slapengaan, zodat die de hele nacht zijn herstelwerk kan doen.
- Gebruik de probiotica lang genoeg: minimaal drie maanden na afloop van de antibioticakuur! Wissel af tussen verschillende probiotica, zodat je zo veel mogelijk verschillende bacteriën binnenkrijgt. Neem bijvoorbeeld drie verpakkingen van elk een maand en wissel iedere maand af.
- Gebruik prebiotica om je eigen flora én de probiotische bacteriën zo veel mogelijk te ondersteunen.

Het nemen van probiotica gaat de werking van de antibiotica niet tegen. Het antibioticum is er immers op gericht schadelijke bacteriën te doden; dat het ook de goede darmflora doodt is slechts een (onbedoeld) bijeffect. Het toedienen van 'goede' bacteriën heeft dus geen negatief effect op de werking van de antibiotica. Het beschermt wel je darmen en helpt de darmflorakolonies om zich te herstellen na afloop van de antibioticakuur. Bovendien zijn er aanwijzingen dat antibiotica juist effectiever zijn tegen ziekteverwekkers als je er probiotica bij neemt. Samen staan we sterk.

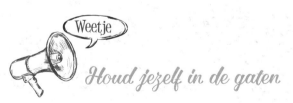

Weetje

Houd jezelf in de gaten

We zijn zo gewend geraakt aan 'een pilletje van de dokter en het is over', dat we niet altijd meer stilstaan bij gezondheid en ziekte. Een dikke keelontsteking, kuurtje antibiotica en een paar dagen later zijn we weer op de been. Maar je bent wél fiks ziek geweest en dat vraagt hersteltijd. Gun jezelf die tijd dus ook en zorg ook als je weer up and running bent voor extra vitaminen, rust en warmte.

Poeptransplantaties

Het klinkt als een omschrijving uit een middeleeuws geneeskundeboek: poep eten om je darmen gezond te maken. Kan zo naast de aderlatingen en bloedzuigers het rariteitenkabinet in. Toch is dit een van de huidige praktijken en er zijn mensen die er ontzettend veel baat bij hebben! Had Ome Willem dan toch gelijk met zijn *broodje poep*? Voordat je mes en vork pakt, eerst even wat uitleg.

Het gaat natuurlijk niet echt om het eten van poep, maar om een poeptransplantatie. Bij deze methode wordt wat ontlasting van een gezonde donor ingebracht in het maagdarmkanaal van mensen die ernstige darmklachten hebben. De ontlasting van de donor bevat zoveel meer (en meer verschillende) bacteriën dan we ooit in een capsule kunnen stoppen, dat het een veel groter effect heeft. De goede bacteriën uit de gezonde darm van de donor koloniseren de darm van de patiënt, zodat diens darmflora ook weer gezond kan worden. Vooral bij mensen met een hardnekkige infectie van de ziekteverwekkende bacterie *Clostridium difficile* (die ernstige diarree veroorzaakt) blijken poeptransplantaties soms dé oplossing, en ook mensen met Colitis ulcerosa (een auto-immuunziekte met darmontstekingen en vaak veel klachten) hebben er vaak baat bij.

Wetenschap op het scherpst van de snede dus. Toch is het idee van poep eten ook niet helemaal uit de lucht gegrepen. In de vierde eeuw na Christus werd in China al het boek *Zhou Hou Bei Ji Fang* uitgegeven (*Nuttige therapieën voor noodgevallen*) waarin wordt beschreven dat je bij bloederige diarree de ontlasting van je buurman kunt eten. Ook op internet lees je over 'alternatieve therapieën' die beschrijvingen geven voor een doe-het-zelf-poeptransplantatie.

Ik hoef je vast niet te vertellen dat doe-het-zelven in dit geval niet zo'n handig plan is. Ik weet zelfs niet helemaal zeker of ik de ziekenhuisvariant wel een goed idee vind. We weten nog zo weinig van de darmflora. Zelfs als je donor gezond is, wil dat nog niet zeggen dat zijn darmflora 100 procent gunstig is. Er is bijvoorbeeld een casus bekend van een dame die van zichzelf slank was, maar ineens dik werd en last kreeg van obstipatie na een poeptransplantatie met ontlasting van een donor met overgewicht. [1] Ook wordt een donor weliswaar gescreend op parasieten en slechte bacteriën, maar ik betwijfel of er bijvoorbeeld ook uitgebreid wordt getest op andere belangrijke factoren in de darm zoals de biofilm (gezondheid van de slijmlaag) en virulentiefactoren (enzymen die het milieu in de darmen verpesten).

De darmflora heeft enorme invloed op ongelofelijk veel aspecten van ons lichaam en onze gezondheid – en onze darmflora is zo uniek als een vingerafdruk. Het voelt bijna als Russisch roulette om zomaar een hele darmflora te 'transplanteren'.

---

[1] Weigh gain after fecal microbiota transplantation. N. Alang et al. Open Forum Infect Dis. 2015 4;2(1):ofv004.

Aan de andere kant heeft een poeptransplantatie zoals gezegd soms gigantische effecten voor de gezondheid en het welzijn van de betrokken patiënten, en daar is natuurlijk veel voor te zeggen. Wie geneest, heeft gelijk. Bovendien is een transplantatie in het ziekenhuis altijd nog veiliger dan thuis. In het ziekenhuis wordt uitgebreid getest op parasieten en andere ziekteverwekkers, terwijl je thuis die mogelijkheid niet hebt. Zomaar de ontlasting van de buurvrouw in je eigen darm frummelen tijdens een gezellig kopje thee, is dus in elk geval niet aan te bevelen.

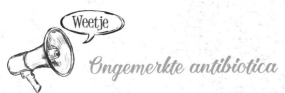

Ongemerkte antibiotica

Bij antibiotica denken we in eerste instantie aan medicijnen van de dokter, maar wist je dat er veel meer antibiotische stoffen in je omgeving te vinden zijn? Wat dacht je van de bacteriedodende stoffen in je verzorgingsproducten (ja, antibacteriële handzeep, ik heb het tegen jou), in schoonmaakmiddelen, in je lenzenvloeistof? Allemaal stoffen die je ongemerkt ook binnenkrijgt en die het je goede bacteriën moeilijk maken.

Zwangerschap, baby en kind

Goed. De darmflora is belangrijk en als moeder geef je deze (als alles goed gaat) door aan je baby. Logisch dus dat je juist tijdens de zwangerschap wilt zorgen dat je darmflora zo goed mogelijk is. En niet alleen voor je baby: als je darmflora in orde is, heb je zelf ook minder kans op zwangerschapskwaaltjes zoals verstopping. [1]
Ik adviseer zwangeren om de eerste twee trimesters een gewoon probioticum te gebruiken en het laatste trimester over te stappen op een product dat speciaal bedoeld is voor baby's. Zo verhoog je de kans dat je precies de stammen door kunt geven die je baby straks nodig heeft. Maak in ieder geval niet de fout om pas een week voor de bevalling te beginnen. Dat is waarschijnlijk niet lang genoeg om de bacteriën echt effect te laten sorteren in je darmen. Aan de andere kant geldt natuurlijk wel: beter laat dan nooit.

Probiotica bij baby's en borstvoeding

Als je een pasgeborene liever niets anders wilt geven dan moedermelk, maar het gaat mis met de darmpjes, geef je dan probiotica? En aan wie: aan mama of aan mini? Als moeder geef je niet alleen bacteriën door tijdens de bevalling, maar ook met de borstvoeding. Via de tepel en met een slok prebiotische moedermelk erachteraan die de perfecte voedingsbodem vormt voor de zich ontwikkelende darmflora... Je zou bijna denken dat het zo hoort. Maar wat doe je als de darmflora van je pasgeborene zich duidelijk niet optimaal aan het ontwikkelen is? Kun je dan zelf nog iets doen om dat te ondersteunen? Ja en nee. Laat ik duidelijk zijn: er komt een punt waarop je hulp moet zoeken van iemand die weet wat hij of zij doet. Als je een kindje hebt met heel veel pijn, vieze ontlasting, krampen, lucht en dat soort ellende, dan gaat een potje probiotica misschien niet meer helpen. Maar als je je kleintje gewoon een beetje wilt ondersteunen, kun je dan probiotica geven?

Aan de ene kant: alles wat geen borstvoeding is, is bijvoeding. En ik ben er geen voorstander van om dat aan jonge baby's te geven. Dat geldt dus ook voor probiotica. Dat zijn tenslotte bacteriën die weliswaar in ons lichaam voorkomen, maar niet in een natuurlijke verhouding en samenstelling. Wij hebben ze opgekweekt en ze zijn niet te vergelijken met *the real thing*: de enorme diversiteit aan minibeestjes die in onze darmen (en mama's tepels) wonen.

Aan de andere kant: soms moet je de natuur een handje op weg helpen. De bacteriën in een probioticum zijn niet exact gelijk aan onze eigen, gezonde humane darmflora, maar dat is in feite hun taak ook niet. Wat ze doen is het milieu in de darmen verbeteren, zodat je eigen darmflora daar beter kan wonen. In die zin kun je dus best een probioticum geven om je ukkie op weg te helpen. Voedende moeders weten het vaak wel: veel stoffen worden via borstvoeding aan de baby doorgegeven. Soms is dat onhandig (alcohol, medicatie, drugs) en soms is het juist een prima manier om stoffen door te geven aan de baby. Venkelthee bijvoorbeeld: geen goed idee om aan je baby te geven (want bijvoeding), maar prima als de moeder het drinkt.

Geef je probiotische bacteriën ook door via de moedermelk? Ik zal eerlijk zijn: ik heb geen idee. Tot voor kort dachten we bijvoorbeeld ook dat het een waanbeeld was dat darmflorabacteriën via de anus en het perineum naar de vagina zouden kruipen. En toch blijkt dat echt waar te zijn: gemarkeerde probiotische bacteriën die een vrouw oraal (via de mond dus) inneemt, blijken na ongeveer twee maanden (van onafgebroken gebruik) daadwerkelijk aan te komen in de vagina.

Dus wie weet. Misschien komt een bacterie die je zelf slikt wel aan bij de borst en gaat hij via de moedermelk naar je baby. Ik durf het niet te zeggen. Maar wat er in ieder geval gebeurt, is dat je door je eigen (darm)microbioom te repareren, ook je borst(melk)microbioom gezonder maakt. Door (goede) probiotica te slikken, verbeter je ook de flora van andere lichaamsgebieden. Dus doordat je als moeder je darmflora verbetert, verbetert ook die van je borst – zelfs als je niet letterlijk de bacteriën doorgeeft die je zelf inslikt.

Ziezo, weten jullie dat ook weer. O ja, nog één ding: geef je flesvoeding, dan zijn probiotica wel degelijk een waardevolle aanvulling, ook voor heel jonge baby's. Je uk krijgt de bacteriën immers niet via je borst binnen en een schepje in de fles is dan het beste alternatief.

---

[1] Is a multispecies probiotic mixture effective in constipation during pregnancy? A pilot study. I de Milliano et al. Nutr J. 2012 4;11:80.

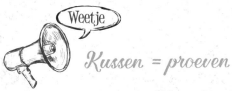
Kussen = proeven

Wist je dat de neiging om je baby veel en vaak te kussen waarschijnlijk is ontstaan als verdediging tegen ziekteverwekkers? Als een moeder haar baby kust, 'proeft' ze eigenlijk welke ziekteverwekkende bacteriën en virussen er op de baby aanwezig zijn. Haar immuunsysteem maakt daar antistoffen tegen aan, die ze vervolgens doorgeeft via de borstvoeding. Alsof je nog een reden nodig had om die hummel te kussen…

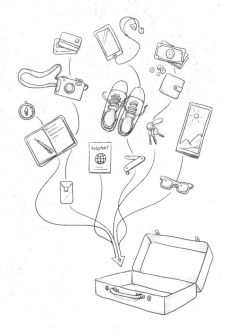

Met je zielige darmflora naar India: probiotica op reis

Zelf ben ik niet zo'n reiziger. Ik kijk graag naar documentaires als *Wild Africa*, maar ik vind de polder van Tienhoven óók al prachtig. Maar wat als je wel graag reist, liefst ver en exotisch – en je darmen waren al niet zo toppie? Als je veel reist, is de kans groot dat je problemen niet begonnen zijn in Almere-Zuid maar tijdens een reis naar India, Zuid-Amerika of Noord-Afrika.

En dat is niet gek. Want natuurlijk weet je zelf ook: als je naar de verre einder vertrekt, heb je kans op de een of andere infectie. Niet omdat ze daar nu zo smerig zijn, maar omdat jij niet gewend bent aan wat er leeft en krioelt. Een *local* drinkt er gerust wat water uit de pomp of eet een heerlijke paella van een straatventer, maar jij gaat eraan onderdoor. Tenminste, als je verdedigingswerken niet op orde zijn. Want je hebt wel braaf je vaccinaties gehaald, maar hoe zit het met je darmflora?

Inmiddels hebben zoveel mensen vage darmklachten, dat we het normaal zijn gaan vinden. Dat je niet dagelijks naar het toilet kunt of juist vijf keer per dag moet rennen. Dat je af en toe een buik hebt alsof je zes maanden zwanger bent, of je continu last hebt van lucht die aan alle kanten je lijf uit wil. Het zijn dingen waar je niet heel makkelijk over praat. En als je erover praat heeft half Nederland hetzelfde, dus dan zal het wel normaal zijn, toch? In ieder geval niet de moeite waard om over na te denken. En straks ga je lekker een week of zes naar een ver buitenland, even ontstressen, en dan komt het met die buik vast ook vanzelf goed.

Eh, nee. Heb je voor je vertrek al prutdarmen, dan is de kans groot dat je verdedigingslinie grotendeels onderuit ligt. Dat je daar in Nederland niet (echt heel erg) ziek van wordt, komt omdat je gewend bent aan de beestjes hier. Maar kom je met je non-existente darmfloraverdediging aan in pakweg Hanoi, Jakarta of Guadalajara, dan grijpt de eerste de beste opportunistische ziekteverwekker zijn kans.

En hij gaat vaak niet meer weg ook. Vooral niet als je er niks aan doet. Denk niet te snel dat je eigen lijf het wel oplost, dat je immuunsysteem ze er vanzelf wel uitwerkt. Dat werkt alleen als je (darm)immuniteit op orde is – en als dat zo was geweest, dan was die hele parasiet niet eens in je darmen blijven hangen. Het feit dat je hem mee hebt genomen naar Nederland, is al een bewijs dat je immuunsysteem niet is wat het hoort te zijn. Een dag of vier aan alle kanten vocht naar buiten spuiten op je hotelkamer is vervelend, maar nog tot daar aan toe. Je moet er tenslotte wat voor over hebben om de Ganges, Machu Picchu of de piramides van Gizeh in het echt te zien. Vervelender is het als je anderhalf jaar later niet alleen prachtige foto's maar ook darmklachten aan je reis hebt overgehouden.

Dus als je van plan bent op reis te gaan, bereid je dan gedegen voor. Niet alleen met een lijst van handige dingen voor in je *backpack*, niet alleen met je vaccinaties en niet alleen met je *Lonely Planet*, maar óók met een goed darmfloraprotocol.

Begin een paar maanden (maanden, ja) voor je vertrek met een goed probioticum in een onderhoudsdosering. Stap een paar weken voor je reis over op een wat hogere dosering en blijf die gebruiken tijdens je hele reis. Gebruik het liefst een product met de juiste stammen:
- Lactobacillus plantarum 299V en Lactobacillus rhamnosus GG en LGG zijn onderzocht op hun effectiviteit bij reizigersdiarree (en positief bevonden).
- Bifidobacterium lactis bb-12, Bifidobacterium lactis HN019 en DR10, Lactobacillus casei DN-114 001, Lactobacillus NCFM, Lactobacillus reuteri kunnen helpen een virale diarree-infectie te voorkomen.

Wijs en grijs (met gezonde darmen)

Wist je dat 'ouder worden' gezien wordt als risicofactor voor darmkanker? Verreweg de meeste gevallen van deze nare ziekte komen voor bij mensen boven de 50. En dat is ook niet zo vreemd. 50-plussers hebben langer de tijd gehad om hun darmen te verprutsen met stress, verkeerde voeding, kopjes koffie en gezellige glaasjes wijn. En na je 50e neemt ook de productie van spijsverteringssappen af.

Er wordt vaak minder maagzuur geproduceerd en ook de spijsverteringsenzymen zijn niet meer wat ze geweest zijn. Daardoor hebben ouderen vaak een minder goede eiwitvertering en wordt ook de darminhoud minder zuur. Dat is een ideale omstandigheid voor de bacteriesoort Clostridium. Die is dol op eiwitten! Beetje jammer alleen dat hij ons ervoor bedankt door te zorgen voor darmongemakken zoals diarree en buikpijn. C. difficile is een van de meest voorkomende oorzaken van ernstige en aanhoudende diarree. Ben je wat ouder, dan kun je een aantal dingen preventief doen om je darmen zo gezond mogelijk te houden:

- Eet zo gezond mogelijk (Nee echt? Ja joh!)
- Probeer regelmatig levende, gefermenteerde producten te eten
- Lukt dat niet, neem dan in ieder geval dagelijks een probioticum
- Verdiep je in de werking van maagzuur en spijsverteringsenzymen (ik had er nog veel meer over willen vertellen, maar helaas is er niet genoeg ruimte in dit boek!)
- Eet het liefst licht verteerbare eiwitten: weinig rood vlees (nee, onder de juiste omstandigheden is rood vlees echt niet slecht voor je – maar het is wel zwaar verteerbaar). Kies vaker voor vis, noten, eieren, gevogelte etc.
- Preventief onderzoek is ontzettend belangrijk om eventuele nare aandoeningen in een vroeg stadium te ontdekken
- Heb je al klachten? Laat je dan zeker onderzoeken! Ook als er (gelukkig) niets ernstigs wordt gevonden, kan het de moeite waard zijn om je klachten te bespreken met een deskundige.

Stress: vechten & vluchten of rest & digest?

Stel je voor: je loopt door het veld en ineens staat er een sabeltandtijger voor je neus. De adrenaline stroomt, je hersenen krijgen meer bloed om goed te kunnen denken en je spieren krijgen meer voedingsstoffen om te kunnen vechten of vluchten. Dit is niet het moment om even lekker rustig je voedsel te verteren (*rest and digest*), dit is het moment voor actie!

In de 21e eeuw zijn deze mechanismes niet meer nodig als verdediging tegen sabeltandtijgers. Maar ze bestaan nog wel! Stress geeft een signaal af (adrenaline) waarmee je lichamelijk in de vecht-of-vluchtreactie komt. Het sympatische zenuwstelsel (dat je hersenen en spieren bedient) krijgt alle aandacht; je parasympatische zenuwstelsel niet. Je mag één keer raden waar je spijsvertering onder valt... juist: onder die laatste.

Bij stress komt adrenaline vrij. Adrenaline is een nuttige, maar behoorlijk heftige stof voor je lichaam. Je lever zal altijd proberen om de aangemaakte adrenaline zo snel mogelijk af te voeren. Hij heeft dan minder tijd om de andere afvalstoffen in je

WIL JE ÉCHT MINDER STRESS IN
JE LEVEN. DAN MOET JE VAAK EEN
AANTAL BESLISSINGEN NEMEN DIE
NIET ALTIJD EVEN LEUK ZIJN.

lichaam af te breken. Die blijven te lang in je lichaam en zorgen onder andere voor vermoeidheid en stille ontstekingen.

Ook je darmflora wordt niet blij van stress. Stress zorgt voor lagere aantallen goede, en hogere aantallen slechte bacteriën. [1] Het heeft dan ook een (negatieve) invloed op veelvoorkomende, vervelende spijsverteringsaandoeningen zoals maagzweren en het prikkelbare darm syndroom. En o ja: het verergert een hyperpermeabele darm. [2]

Nu is af en toe een beetje stress niet zo erg. De mens is gemaakt om af en toe een stootje adrenaline te krijgen – zolang je daarna maar goed kunt ontspannen. Ons probleem is dat het niet meer blijft bij af en toe. Veel mensen hebben een groot gedeelte van hun dag, week, jaar en leven last van stress. Dat betekent dat het spijsverteringsstelsel en de darmen structureel te weinig bloed, zuurstof en voedingsstoffen krijgen aangevoerd.

De drukke manager die zonder tijd, rust en aandacht een hamburger naar binnen propt voor de lunch: het is een prima recept voor een maagzweer. Maar je hoeft geen manager te zijn om stress te ervaren: iedereen die structureel meer op zijn/haar bordje heeft liggen dan wat we eigenlijk kunnen verwerken, heeft van tijd tot tijd stress. Of dat nu een drukke baan is of de zorgen om een ziek familielid.

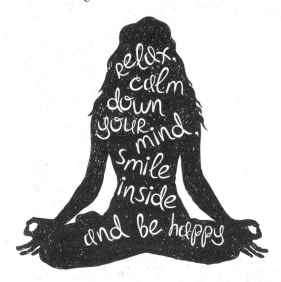

Emoties zijn een extreem belangrijk onderdeel in onze hele gezondheid. Vooral als we ze opkroppen. Je kunt daar heel zweverig over doen, maar in wezen komt het er gewoon op neer dat ook emoties bestaan uit (of in elk geval worden doorgegeven via) chemische stoffen in je hersenen (en de rest van je lichaam). Verdriet, woede, frustratie... als je ze niet uit, blijven ze hangen. Dat betekent dat je dezelfde chemische boodschapperstoffen aanmaakt, telkens als de emotie voorbijkomt. En juist als je zaken niet uit, hebben ze de neiging om steeds terug te komen in je gedachten.

Niet voor niets zijn er zoveel gezegden die wijzen op een relatie tussen gevoelens en spijsvertering: 'Wat heb je op je lever?', 'Ik ben er zó pissig over!', 'Het hangt me de keel uit.', 'Dat zegt mijn onderbuikgevoel...', 'Ik heb er mijn buik van vol!', 'Je hebt het maar te slikken...' Bovendien voel je het zelf ook vaak: bij stress of verdriet verliezen veel mensen hun eetlust. Maar hoe los je dat op? We weten het allemaal: je moet wat rustiger aan doen. Maar hoe vaak heb je dat al tegen jezelf gezegd – en hoe vaak doe je het ook echt? De 21e eeuw is nu eenmaal niet ingesteld op 'rustig aan doen', en soms lijkt het wel of je alleen meetelt als je het druk-druk-druk hebt. Daarbij: hoe regel je dat dan, rustiger aan doen? Het gaat er eigenlijk niet eens om dat je minder doet op een dag (hoewel...), maar ook om het gevoel dat je daarbij hebt. Je mag heus flink doorwerken en lekker veel gedaan krijgen. Maar je mag er niet continu stress bij ervaren. Dat is funest.

Wil je écht minder stress in je leven, dan moet je vaak een aantal beslissingen nemen die niet altijd even leuk zijn. Een andere baan misschien, of op zijn minst tegen je baas vertellen dat je niet meer wilt overwerken en dat hij die grote opdracht beter aan een collega kan geven. Of het wordt hoog tijd dat je tegen je zus/broer zegt dat zij óók een deel van de zorg voor jullie ouders op zich moet nemen. Het betekent toegeven dat er nu te veel van je wordt gevraagd en ervoor gaan staan dat je minder wilt. En meer tijd voor jezelf.

[1] Exposure to a Social Stressor Alters the Structure of the Intestinal Microbiota: Implications for Stressor-Induced Immunomodulation. M. T. Bailey et al. Brain Behav Immun. 2011;25(3):397-407.

[2] Stress and the gut: pathophysiology, clinical consequences, diagnostic approach and treatment options. Konturek et al. J Physiol Pharmacol. 2011;62(6):591-9.

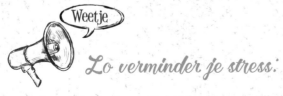

Weetje

Zo verminder je stress:

- Haal rustig adem in een 7-4-7-4-patroon: 7 tellen in, 4 tellen rust, 7 tellen uit, 4 tellen rust. Doe dit een paar keer per dag gedurende ongeveer een minuut.
- Lach! Tijdens een goede lachbui komen er geluksstoffen zoals serotonine vrij. En je traint meteen je buikspieren…
- Knuffel! Bij een knuffel die langer dan 20 seconden duurt, maak je oxytocine aan. Dit belangrijke hormoon is de tegenhanger van het stresshormoon cortisol. Het zorgt ervoor dat cellen voedingsstoffen opnemen en zich kunnen herstellen.
- Yoga, tai chi en andere bewegingsvormen zijn niet voor niets zo populair. Zelfs beroemdheden als Madonna en Richard Branson ontspannen vaak op deze manier. Geen zin in gezweef? Er zijn ook actievere vormen zoals Iyengar yoga!
- Mediteer. Ook al zoiets waar je geen zin in hebt… maar als zelfs grote bedrijven zoals Google massaal investeren om hun medewerkers te leren mediteren, moet er wel een kern van waarheid in zitten, toch? Vaak ben je na een (korte) meditatie ook productiever, dus vooral voor Drukke Belangrijke Mensen is dit een aanrader.

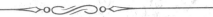

Darmflora: do's en don'ts

Even een samenvatting. Waar wordt je darmflora blij van – en wat kun je beter laten?

Goed voor je darmflora:
- Prebiotische voeding: voedingsvezels, groenten, fruit
- Probiotische voeding: gefermenteerde groenten en zuivelproducten met levende bacteriën
- Antioxidanten: groenten, fruit, biologische lever, vis(olie), bessen, noten, zaden
- De juiste vetten: biologische verzadigde vetten (kokosolie, roomboter, rundervet) en de juiste onverzadigde vetten (vis, olijfolie)
- Rust en ontspanning

Niet fijn voor je darmflora:
- Witbrood, jam, siroop, suiker en andere sterk bewerkte voedingsmiddelen
- Veel vormen van medicatie: antibiotica, antidepressiva, luchtweg-'puffers', pijnstillers (NSAID's)
- Stress en opgekropte emoties

Maar de *echte* samenwerking krijg je natuurlijk pas als alle neuzen dezelfde kant op staan. Als alles in je leven je bacteriën helpt:
- door in de tuin te werken.
- niet te overdrijven met de hygiëne (maar wel je handen wassen na het plassen!).
- antibiotische stoffen in je leven zo veel mogelijk te vermijden. Gewoon naar je huisarts luisteren en antibiotica slikken als dat echt nodig is, maar de dagelijkse bacteriedodende stoffen zo veel mogelijk proberen weg te laten.
- door weinig voeding te eten die je bacteriën beschadigt en die de slechte stammen juist voedt (zoals suiker, witmeel en synthetische geur-, kleur- en smaakstoffen).
- door dagelijks voedingsmiddelen met pre-, pro-, meta- en synbiotica te eten of, als dat niet lukt, een supplement te nemen.
- door stress zo veel mogelijk te beperken (die bevindt zich ook in de top drie van bacteriekillers).

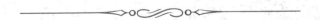

Recept: Supermakkelijke gevulde pompoensoep

Pompoen is een van de meest veelzijdige (en prebiotische!) groenten. En soep is het meest veelzijdige gerecht. Voeg ze bij elkaar en je hebt niet alleen een recept voor vandaag, maar ook voor morgen, volgende week en de komende twintig jaar! Vroeger, in de jaren tachtig, at niemand pompoen. Of alleen de geitenwollensokkentypes. Wij nooit. Maar gelukkig is de pompoen weer salonfähig geworden en kun je er reuze hipster mee rondlopen in een linnen tasje. Die van ons wordt gewoon thuisbezorgd en ik maak er meestal soep van.

Je neemt

- 1 flinke pompoen
- ca. 1 liter huisgemaakte bouillon (of gewoon water) – minder voor een dikkere soep en meer voor een dunnere versie
- (grijs zee)zout naar smaak
- slagroom (optioneel)
- madeira (optioneel)
- gemengde groenten (niks mis met een diepvriesmixje)
- roomboter / kokosolie / bio rundervet / bio reuzel / bio rode palmolie
- biologisch gehakt, spekjes of kipblokjes (optioneel)
- kruiden naar smaak (bijvoorbeeld paprikapoeder, ras-el-hanout, kerrie of Provençaalse kruiden)

Je doet

- Hak de pompoen in stukken en zet die op in een klein laagje water of bouillon met wat zout. Meer toevoegen (zowel water als zout) kan later altijd nog.
- Deksel op de pan. Kook de pompoen in ca. 15 minuten gaar.
- Roerbak intussen de groenten en het vlees met wat zout, knoflook, kruiden.
- Als de pompoen goed gaar is, zet er dan de staafmixer op en maak er een gladde soep van.
- Voeg wat slagroom en een klein scheutje madeira toe.
- Schep de kommen halfvol met soep en voeg dan lekker veel groenten toe.
- Gebruik niet dezelfde kruiden voor de soep en de groenten – het is juist lekker als ze anders smaken (maar elkaar wel aanvullen). Lekkere combinaties zijn bijvoorbeeld:
  * extra virgin kokosolie door de soep en kerriepoeder voor de groenten
  * madeira voor de soep en paprikapoeder voor de groenten
  * een neutrale, niet te zoute soep en Provençaalse kruiden, knoflook en spekjes in de groenten

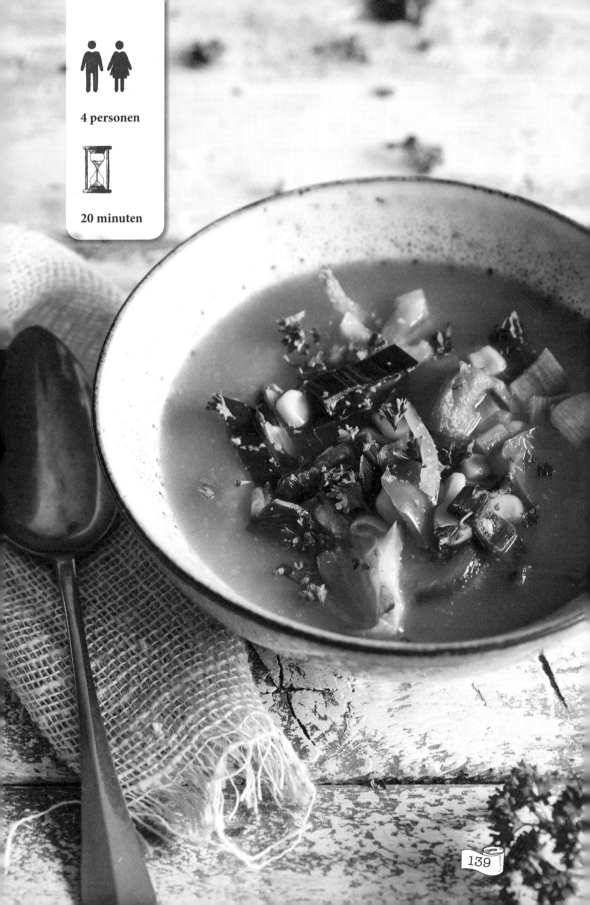

4 personen

20 minuten

139

MENU
Darmflora

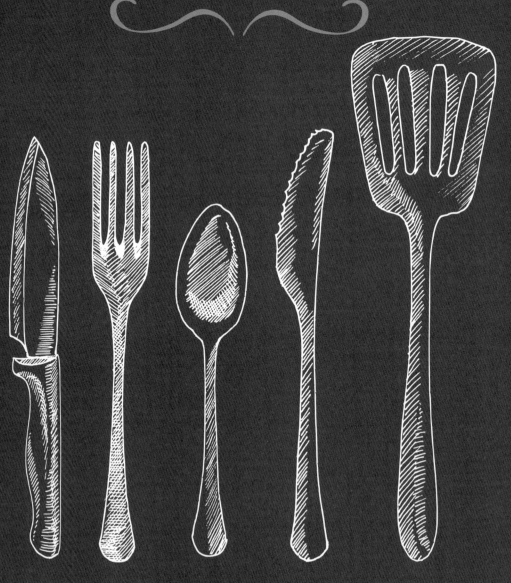

HOOFDSTUK 6

Eten voor je darmflora

I nmiddels heb je door dat je darmflora enigszins belangrijk is voor gezonde darmen en een probleemloze ontlasting. Beetje maar hoor. Jij bent de koning(in) van je darmfloravolk – maar hoe hou je het tevreden en zorg je dat er geen rellen ontstaan? Laten we eerst eens kijken naar hóé je moet eten. Dat is misschien nog wel belangrijker dan wélke gerechten er 's avonds precies bij je op tafel staan

Je hebt het me al een aantal keer horen zeggen – alsof je het zelf niet kon verzinnen: varieer zo veel mogelijk. En: groenten en fruit zijn belangrijk voor je darmflora. Maar kijk eens om je heen in de supermarkt: daar vind je vaak maar vijftien soorten groenten en twintig soorten fruit (die je ook nog eens niet allemaal lekker vindt).

Hoe zorg je dan voor meer variatie? Hier een aantal tips:

- Zorg voor inzicht: maak een lijst van alle producten die je dagelijks gebruikt. Wees eerlijk! Kun je manieren verzinnen om ze te vervangen en meer variatie aan te brengen?
- Gebruik voorgesneden groentemix – Ik heb niks tegen voorgesneden groenten. Van de supermarkt of groenteboer, of maak het zelf. Koop een grote hoeveelheid verschillende groenten en hak die op een zondagmiddag in mootjes. Verdeel het in zakjes, leg het in de vriezer en voilà, je eigen kant-en-klare groentemix!
- Neem een groentepakket. Vaak zitten daar dingen in die je nog niet kent of niet gewend bent te eten. En je hebt er al voor betaald, dus je moet wel. Googel een recept en maak er wat van.
- Eet seizoensgroenten. Die leveren (zó raar!) vaak precies wat je nodig hebt in dat seizoen en zitten doorgaans boordevol vezels, vitaminen en mineralen.
- Vervang je broodlunch door een groentelunch. De allerbeste tip om dagelijks meer groenten te eten en meer variatie in je dieet te brengen. Want gek genoeg vinden we een dagelijkse boterham met kaas prima, maar dagelijks dezelfde groenteschotel saai. En da's goed, want dan varieer je tenminste een beetje. Neem soep, quiche, een groentepannenkoek, stoofschotel…
- Maak een weekmenu. Ga er echt voor zitten en zoek bijzondere (maar niet al te ingewikkelde) recepten met zo veel mogelijk ingrediënten die je nog niet kent. Haal die en kook iets nieuws!

- Kook uit de achtertuin. Brandnetels, vogelmuur, paardenbloem, zevenblad... je kunt ze allemaal eten. Volg een cursus om te weten wat je veilig kunt plukken en kom maar op met die variatie!

Kortom, je maakt je bacteriën het gelukkigst met dingen die met een v beginnen: variatie, voedingsstoffen, vocht, vezels en vetten.

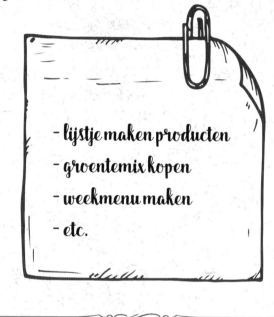

Vier redenen om seizoensgroenten te eten

Aardbeien in de winter, boerenkool in de zomer, sperzieboontjes half november en sinaasappels in de lente... Het kán allemaal: dankzij globalisering en technologie is bijna alles altijd te koop. Als het bij ons niet groeit, vriezen we het gewoon in, kweken het op in een verwarmde kas of halen het desnoods uit Egypte. Wie wil er dan ook de hele winter kool eten?

Toch is er iets voor te zeggen om met de seizoenen mee te gaan. Qua leefritme, maar vooral ook qua voeding. Waarom?

1. **Je lichaam is erop ingesteld**. Geef toe: een bord ijsbergsla is heerlijk in augustus, maar met kerst moet je er toch niet aan denken? En een stevige stamppot met dikke jus is geweldig als het sneeuwt, maar veel te zwaar als je loopt te zweten van de hitte. Eet waar je lijf om vraagt: lekker warm in de winter, lekker verfrissend in de zomer.

2. **Het is goed voor je darmflora**. 's Winters zorgen groenten als pompoen, pastinaak en aardpeer ervoor dat je darmflora goed te eten krijgt. Zuurkool en andere ingemaakte producten – vooral als je ze zelf maakt – voegen vitamine C en probiotische bacteriën toe. 's Zomers kunnen jij en je buik dan weer genieten van de overvloed aan vruchtensuikers en -zuren, en van zomerkoolgroenten als bloemkool die antioxidanten bevatten.

3. **Het is lekkerder**. Leuk hoor, aardbeien met kerst, maar die smáken toch nergens naar? Dat komt misschien mooi uit voor de 90 procent van de bevolking die dol is op de smaakverflakking van pakjes en zakjes, maar u en ik, wij zijn immers verfijnd, nietwaar? Ik kan zó genieten van de eerste pompoenen, maar aan het eind van de winter komen ze mijn neus uit. Midden in de zomer zin krijgen in pompoen en dan weten dat je nog een maand of twee moet wachten... Wat je van ver haalt is niet altijd lekker, waar je op wacht meestal wel. Mijn man en ik hebben wel vier jaar op elkaar gewacht en we zijn nu nog steeds gelukkig getr... O wacht, daar hadden we het niet over.

4. **Je portemonnee vindt het fijn – en het milieu ook**. Ik erger me altijd een beetje aan het feit dat voeding voor veel mensen de sluitpost is in de begroting en dat er dan maar plofkip op tafel komt. Gezond eten hoeft niet duur te zijn. Bessen horen bij de zomer en de herfst, als je die in de winter wilt hebben hangt daar gewoon een prijskaartje aan. Bloemkolen liggen in de winter volop in de winkel – maar dat klopt van geen kanten, want bloemkool is rijp in de zomer. Dus worden ze 's winters uit Spanje gehaald, of uit een kas – en daar betaal je voor, terwijl het niet eens lekkerder is. Verdiep je een beetje in de seizoensgroenten en je weet nog voordat je naar de supermarkt gaat welke groenten je kunt kopen om te besparen en aan welke je handenvol geld kwijt gaat zijn. Als je buiten het seizoen wilt snacken, kun je altijd gaan voor diepvriesfruit – dat kost het hele jaar door hetzelfde, ook met kerst.

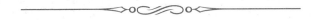

Vezels

Vezels, vezels, vezels. Je moet vezels. Zo veel mogelijk, lijkt het soms wel. Maar je hebt net van De Groene Vrouw geleerd dat volkorenvezels misschien niet de beste bron zijn. Dus wat moet je dan?
Laten we eerst eens beginnen met een schokkende mededeling: je eet niet zomaar een beetje te weinig vezels.

Dagelijkse vezelinname

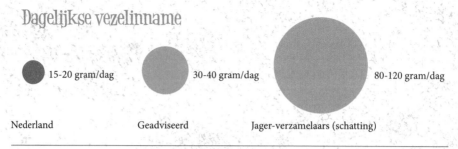

15-20 gram/dag   30-40 gram/dag   80-120 gram/dag

Nederland   Geadviseerd   Jager-verzamelaars (schatting)

Bron: http://humanfoodproject.com/paleo-versus-vegetarian-who-eats-more-fiber/

Op dit moment haalt slechts 10 procent van de Nederlanders de voedingsrichtlijn vezelinname (30-40 gram/dag). Die, als je naar het dieet van onze voorouders kijkt, misschien zelfs al een tikje aan de lage kant is.

De inname van vezels verschilt per dieet. Ik ben geen voorstander van een volledig veganistisch voedingspatroon (waarbij je helemaal geen dierlijke producten eet; geen vlees, maar ook geen eieren, zuivel, honing…). Maar veganisten hebben over het algemeen wél de meeste vezels in hun dieet: gemiddeld 43 gram. Dat is meer dan vegetariërs (33 gram), paleo-eters (25 gram) en omnivoren (19 gram). [1] Waarom nemen we niet het beste uit twee werelden en adopteren we een voedingspatroon met veel (veel!) meer groenten, fruit en noten (en dus vezels), mét de gezonde dierlijke voedingsmiddelen (als je dat wilt natuurlijk)? Niemand heeft gezegd dat we niet van twee walletjes mogen eten…

Goed, meer vezels dus. 'Maar welke? En waarom moest het ook alweer precies, zei je?'

Onoplosbare vezels

De naam zegt het al: onoplosbare vezels worden niet verteerd en je neemt ze zelf niet op. Jij als mens kunt er eigenlijk vrij weinig mee, maar je darmen des te meer. De belangrijkste taak van onoplosbare vezels is het geven van volume aan de darminhoud. Nadat je je voedsel hebt gekauwd en het bewerkt is door je maagzuur en de spijsverteringsenzymen, is er nog maar weinig van over en heeft het veel minder volume dan toen je het in je mond stopte. Dat volume heb je wel nodig, het zorgt namelijk voor de **peristaltiek** (darmbewegingen).

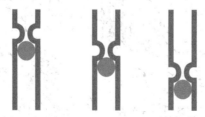

Je darmen zijn geen openstaande buis; de wanden van de darm zitten tussen de maaltijden door plat op elkaar geplakt. De voedselbrij zorgt ervoor dat de wanden een stukje van elkaar af geduwd worden. Die beweging geeft een impuls aan de spieren rond de darmen om te gaan knijpen en zo de voedselbrij door de darmen heen richting de uitgang te bewegen. Dan moet de voedselbrij dus wel voldoende volume hebben om de darmwanden genoeg van elkaar af te duwen om die impuls te geven. Zonder vezels is de brij niet veel meer dan een vloeibare pap. Gevolg: minder peristaltiek en meer verstopping. Neem anders nog een stokbroodje…

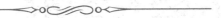

Onoplosbare vezels vind je in:

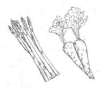

Groenten, groenten, groenten. Groenten die de meeste onoplosbare vezels bevatten zijn: asperges, spruitjes, koolsoorten, wortel, paprika en maïs.

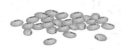

Bonen. Kidneybonen zijn de winnaar, maar alle bonen zijn goed. De meest gezonde vorm van bonen eten is door ze gedroogd te kopen en ze zelf te weken voordat je ze kookt. Je raakt de minder gezonde lectinen en fytinezuur* dan kwijt, maar de vezels blijven.

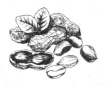

Noten en zaden. Net als bonen bevatten ze vezels, en daarnaast nog mineralen, antioxidanten en vetzuren die je spijsvertering ook helpen.

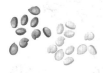

Graanvervangers en glutenvrij graan. Denk aan quinoa, amaranth, gierst, teff, boekweit: prima bronnen van vezels, zonder de negatieve effecten van gluten. Afwisselen maar!

* Sommige planten bevatten antinutriënten: dat zijn stoffen die zorgen dat je de gezonde voedingsstoffen minder goed kunt opnemen of die zelfs de darmen zouden kunnen beschadigen. Er bestaat veel discussie over of deze anti-voedingsstoffen nu echt slecht voor je zijn, of dat het niet erg is om er een beetje van binnen te krijgen. Lectinen, saponinen en fytinezuur zijn de bekendste voorbeelden van antinutriënten; je vindt ze vooral in granen, bonen en noten.

Oplosbare vezels

Nog meer dan hun onoplosbare broertjes zijn oplosbare vezels een voedingsbron voor je darmbacteriën. Ook de meeste oplosbare vezels neem je zelf niet op. Ze leveren jou dus geen energie, maar je darmbacteriën wel. Bovendien zorgen ze wel voor een langdurig verzadigd gevoel. Ze helpen dus indirect om een gezond gewicht te behouden. De oplosbare vezels nemen ook vocht op. Bij verstopping maken ze de ontlasting daardoor zachter en soepeler. Bij dunne ontlasting binden ze zich aan het overtollige vocht.

Eigenlijk is 'oplosbare' vezels niet zo'n goede term; waar het om gaat zijn fermenteerbare vezels. Het zijn dus stoffen die door de bacteriën in je darmen kunnen worden omgezet naar zuren. De bekendste oplosbare vezels zijn inuline, oligosacchariden (dat zijn lange suikerketens met afkortingen als FOS, GOS en XOS) en *resistant starch* (resistent zetmeel). Vooral die laatste is de laatste jaren bekender geworden, omdat mensen pakjes aardappelzetmeel kochten om het als prebiotische vezels te gebruiken. Dat kan wel, maar geeft ook vaak veel winderigheid en soms buikpijn, omdat je darmen niet gewend zijn aan zoveel activiteit. Echte voeding blijft toch de meest optimale bron van vezels, ook van oplosbare. Je kunt zelf ook resistent zetmeel maken: door gekookte zetmeelbronnen zoals aardappelen en rijst te laten afkoelen, wordt het zetmeel 'resistent' en is het dus beter voor je darmflora dan warm!

Goede bronnen van oplosbare vezels:
- Groenten en fruit (verschillende oplosbare en onoplosbare vezels)
- Zoete aardappel, pompoen, aardpeer, pastinaak (verschillende oplosbare en onoplosbare vezels)
- Asperge, banaan, aardpeer, prei, ui, knoflook (inuline en FOS)
- Noten en zaden (hemicellulose)
- Paddenstoelen: maitake, shiitake, reishi (beta-glucan)
- *Resistant starches*: arrowroot, tapiocameel (resistent zetmeel), aardappelzetmeel, gekookte en afgekoelde aardappelen / zoete aardappelen / pompoen

[1]   Paleo versus Vegetarian – who eats more fiber? J. Leach . http://bit.ly/1K4KFVg 04/2016
[2]   Role of Glutamine in Protection of Intestinal Epithelial Tight Junctions. R. Rao et a.. J Epithel Biol Pharmacol. 2012;5 (Suppl 1-M7):47-54.

Recept:
Meer-groenten-monkey-platter

Een perfecte manier om meer groenten te eten is een Monkey Platter. Een keuzemenu met allerlei rauwkost en andere gezonde dingetjes op een groot bord. Bakje dipsaus erbij en smullen maar!

Of je nu zelf meer groenten wilt eten of je dreumes meer groente wilt voorzetten: met alleen maar een extra schep gekookte spinazie gaat het waarschijnlijk niet gebeuren. Een perfecte manier om meer groenten naar binnen te werken is de **Monkey Platter**: een groot bord waarop je verschillende dingen neerlegt.

Zet het bord op tafel zodat je mini erbij kan en laat hem zijn gang gaan. Nou ja, misschien moet je een beetje in de gaten houden of hij geen ei aan de bank smeert, maar laat hem in elk geval zelf bepalen wat er in zijn mond gaat.

Een groot voordeel van de Monkey Platter is dat je het de hele dag door kunt aanbieden en op die manier kunt ontdekken wanneer de ideale eetmomenten van je kindje zijn. Drie keer per dag eten is ook maar verzonnen, en veel kinderen zijn juist rond de lunch en het avondeten te moe om nog echt te genieten van hun voedsel. Als ze alle belangrijke zaken overdag al via het Monkey Platter in hun mond hebben gestopt, hoef jij je als ouder niet druk te maken of ze alles wel binnenkrijgen.

Ook voor jezelf is de Monkey Platter een perfecte oplossing: niet saai, 'snackt' lekker weg en als je de juiste dingen erop legt, kun je het ook prima als lunch gebruiken. De neiging bestaat om er alleen wat komkommer, tomaatjes en appel op te leggen, maar dat is zeker niet nodig en misschien zelfs niet de bedoeling. Je hebt vetten nodig om de vitaminen en mineralen uit de groenten optimaal te kunnen opnemen; zorg dus ook voor wat meer 'vullende' zaken (of op zijn minst een goede dipsaus).

Lekkere dingen om op je Monkey Platter te leggen:

GROENTEN:

- gesneden wortel
- komkommer
- tomaat
- radijsjes
- avocado ♥
- gekookte bietjes(salade)
- gestoomde broccoli
- gebakken pompoenreepjes
- gefrituurde zoete aardappel *(zie Patatje anders pagina 79)*
- bleekselderij met roomkaas
- courgettepizza's (plakjes courgette met tomatenpuree, kruiden en kaas in de oven)
- groentetempura (broccoli, bloemkool, asperges etc. door een hartig beslagje
- en gefrituurd in wat kokosolie)

VULLENDE DINGEN VOOR EEN LUNCHPLATTER:

- gekookt ei
- gevuld ei
- egg McNuffig *(zie recept pagina 84)*
- blokjes kaas
- plakjes biologische worst
- roggebroodtorentjes met kaas en spek
- wat restjes gebraden kip
- mini-bonensalade
- gebakken zalmreepjes
- kipfiletrolletjes met roomkaas
- mozzarella
- sushi!
- walnoten (en eigenlijk alle andere noten)

FRUITSNACKS:

- appel met kaneel
- banaan met cacao
- sinaasappel met extra virgin kokosolie
- aardbeien-bosbessen-spiesjes
- mango met meloen
- dadels met roomkaas (en een plakje biologisch spek)
- vijgen met geitenkaas

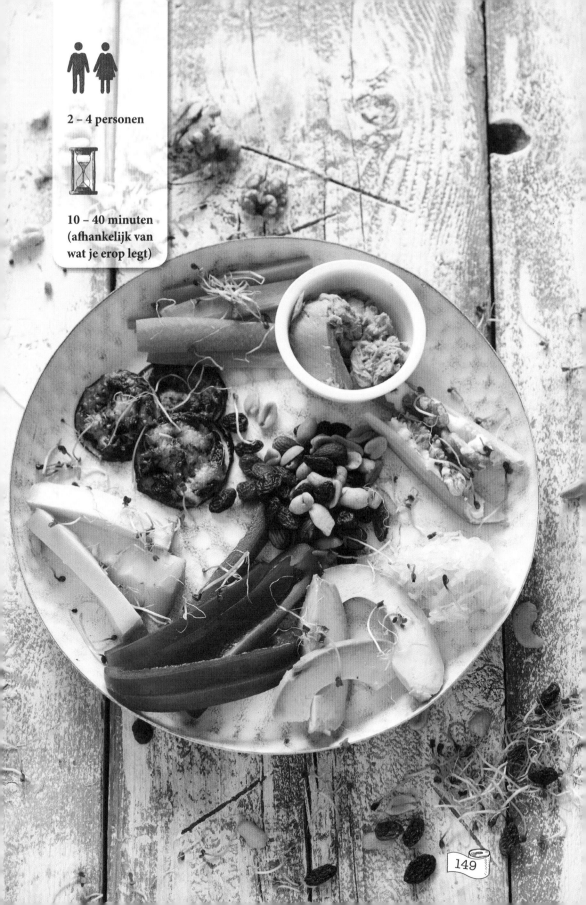

2 – 4 personen

10 – 40 minuten
(afhankelijk van
wat je erop legt)

Aardpeer (topinamboer)

Deze heerlijke knolletjes – geen familie van de aardappel maar van de zonnebloem – zijn mijn winterfavoriet. Ze zijn goed voor de darmflora en door de zoetige smaak ook populair bij de kinderen (zolang ik ze niet vertel wat ze aan het eten zijn, want wat het kind niet kent, vreet het niet). Ze leveren bovendien vitamine C, B1, B3, ijzer en koper. Aardperen kun je schillen en dan bakken of in een ovenschotel verwerken. Je kunt ze ook ongeschild koken maar het water wordt dan zwart, dus reken op lange gezichten aan tafel als je gezin zelf de gekookte velletjes eraf moet trekken… De aardperen van tegenwoordig zijn trouwens gekweekt op makkelijke ronde vormen in plaats van de oorspronkelijke grillige knolletjes, dus schillen gaat een stuk makkelijker.

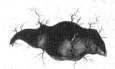

Pastinaken

Deze vragen iets meer oefening, qua lekker. Ze zijn ook vrij zoetig maar voor sommigen iets té, waardoor het wat weeïg wordt. Voeg dus voldoende hartig toe (zout of kruiden). Je kunt ze ook weer bakken en toevoegen aan stoof- en ovenschotels. Heel chic is pastinaakpuree. Kook ze als aardappels tot ze zacht zijn en gebruik je stamper of staafmixer, met wat zout en slagroom of mascarpone. De weeïge smaak verdwijnt en de puree doet het perfect met wildgerechten of gebakken paddenstoelen.
Pastinaken bevatten van allerlei vitamines en mineralen wel wat, maar geen indrukwekkende hoeveelheden. Wél zitten ze boordevol *langeketenkoolhydraten*. Die dienen als voeding voor je darmflora en ze zijn dus prebiotisch!

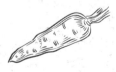

Koolraap

Je kent ze wel, van die familiegerechten. Bij ons is dat 'knolletjes met kaas' het enige gerecht waar de 'lust-ik-niet'-puber drie borden van weg stouwt. Knolletjes met kaas is aardappelpuree met blokjes kaas en blokjes gekookte koolraap. De grap zit erin dat je niet kunt zien welk van de twee je op je vork hebt.

De nederige koolraap was vroeger armeluisvoedsel (net als zalm en asperges overigens), maar hij is erg gezond. Net als alle kruisbloemigen (kool, spruitjes, mosterd) bevat het *mosterdolieglycosiden*, dat zijn sterke antioxidanten waarnaar onderzoek wordt gedaan omdat ze mogelijk bescherming bieden tegen kanker.

Spruitjes

De saaie spruit is in zijn vrije tijd stiekem een superfood. Boordevol vitamine C, K, folaat en mangaan – en nog prebiotische vezels ook. Daarbij bevat de spruit net als koolraap flink veel antioxidanten en mosterdolieglycosiden.

Geen zin in lange gezichten aan tafel? Probeer dan eens een spruitjessoep, gemarineerde en gegrilde halve spruiten met hazelnoten, of een spruitjesquiche. Nee, ik maak geen grapje: snij de spruitjes in kwarten, fruit ze met een uitje en wat spekjes, en gooi dit door een standaard quicherecept. Succes verzekerd!

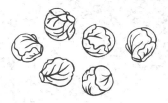

Pompoen

Deze 'vergeten groente' is inmiddels al zó niet-vergeten dat het bijna afgezaagd wordt, maar ik krijg er geen genoeg van. Pompoen is extreem veelzijdig en wordt gebruikt in soep (x 100 verschillende vormen), in stoofschotels of gebakken met ui, champignons en madeira voor over de notenrijst (een pak studentenhaver hakken en bakken, gekookte rijst erbij en wat zout en kruiden). Nom.

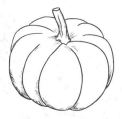

Vijf keer zomerprebiotica

En in de zomer dan? Dan eet je deze prebiotische toppers:

Asperges

Asperges bevatten een van de bekendste prebiotische vezels, inuline. Je vindt dit goedje ook in paardenbloemwortel (en als ik niet net mijn geitenwollen sokken thuis had laten liggen, had ik je kunnen vertellen dat je die ook prima kunt eten) en in cichorei (dat ook weleens gebruikt wordt als substituut voor koffie). En in veel probiotische supplementen, want het is niet zo gek duur.

OF JE NU ZELF MEER GROENTEN WILT ETEN OF JE DREUMES MEER GROENTE WILT VOORZETTEN: MET ALLEEN MAAR EEN EXTRA SCHEP GEKOOKTE SPINAZIE GAAT HET WAARSCHIJNLIJK NIET GEBEUREN.

Het voordeel van asperges is dat de inuline die erin zit, gecombineerd is met onder andere vitamine C, folaat (B9) en andere B-vitaminen, eiwitten en onoplosbare vezels (die zijn ook belangrijk). Tot slot bevat het veel glutathion, een belangrijke natuurlijke antioxidant. Hallo, aspergesalade!

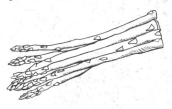

Ui en knoflook (en prei en lente-ui)

Knoflook en ui (en alle andere eetbare leden van de uienfamilie) bevatten veel prebiotische vezels. Uiensoep lokt niet voor niks eh, gasvormige reacties uit: dat zijn de bacteriën die moeten wennen aan zoveel prebiotische vezels tegelijk. Als je regelmatig voldoende prebiotica eet en een goede balans hebt in je darmflora, heb je dit probleem overigens niet.

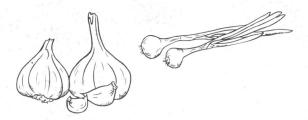

Artisjokharten

Een van de beste prebiotische voedingsmiddelen, maar we eten het nooit. Of in elk geval: ik niet. Terwijl het toch echt wel lekker is en bovendien vrij eenvoudig te verwerken in een pizza, pasta of salade. Hier vind je artisjokken niet zo makkelijk vers, maar wel in een blikje. Je zult mij niet horen beweren dat die net zo goed zijn, maar soms moet je nu eenmaal genoegen nemen met *second best*. Artisjokharten bevatten bijna 10 gram vezels per 100 gram, en dat is meer dan de meeste andere voedingsmiddelen. Bovendien is artisjok een bekend middel dat de lever stimuleert om meer afvalstoffen af te voeren – ook weer een prima lentereiniger dus!

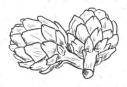

Rode bieten (of gele, witte, regenboog)

Jaaaa, dat glorieuze moment dat de snijbiet plaatsmaakt voor de echte biet! Niet dat je echt hoeft te rouwen over die snijbieten. Ook die zitten boordevol vezels (en ze bevatten veel meer vitamine K dan de wortel) en met een beetje creativiteit kun je er iets anders van maken dan stamppot (ik raad aan: snijbietenquiche).

Bietjes zijn er bijna het hele jaar door, maar zijn officieel een zomergroente. 's Zomers eten we ze meestal als salade (erg lekker). 's Winters maak ik er warme gerechten mee – hartig met stoofvlees en jus, of exotisch met kaneel, kruidnagel, piment en mango, of sinaasappel of zo. Ik vind bieten altijd een beetje gedoe omdat je er knalroze vingers van krijgt, maar vooruit: het resultaat is er dan ook naar. Heerlijk zoet, ze zijn dus ook favoriet bij kinderen.

Naast prebiotische vezels bevatten ze nog folaat, B6, C, ijzer en mangaan. En ze versterken de werking van glutathion-peroxidase (een belangrijk enzym dat afvalstoffen helpt af te breken). Bieten bevatten ook betaïne, een belangrijk bestanddeel dat je nodig hebt om voldoende maagzuur aan te maken. In ieder geval helpen bieten dus je spijsvertering.

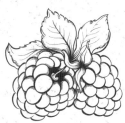

Bessen

Zomer betekent bessen. Zelfs als je driehoog achter woont, zou ik nog aanraden om een paar bessenstruiken op je balkon te zetten. Ze zijn belachelijk duur in de supermarkt en oersimpel om zelf te telen. Ik heb geen groene vingers, maar onze tuin staat vol met kruisbessen, witte en rode aalbes, aardbeien, Japanse wijnbes, frambozen (en de bramen staan langs de weg).

De laatste tijd gilt men nog weleens dat suikers allemaal hetzelfde zijn en dat bessen vol suiker zitten. Maar de meeste suikers in de bessen zijn lange ketens van meervoudige suikers (oligosacchariden), en dat zijn nou juist de soorten die je darmflora het allerlekkerst vindt. Daarnaast zitten bessen natuurlijk boordevol vitaminen en mineralen. En antioxidanten. Zo kan ik nog wel doorgaan – maar hoeveel argumenten heb je nodig om heerlijk bessen te snoepen?

Er zijn nog veel meer zomerprebiotica: courgette, wortel, groene bladgroenten, radijsjes, broccoli, bloemkool, venkel, aubergine, mais. Dadels, vijgen, bananen, abrikozen, perziken, druiven. *Eat. The. Food.*

Recept: Salade

Vijf tips om je salade wél interessant te maken

Salade. Het lijkt een toverwoord voor iedereen die gezonder wil eten of wil afvallen, maar roept tegelijk walging en associaties met konijnen op. Twee blaadjes sla, een komkommer en een halve tomaat, dáár kun je niet op leven! Zo maak je je salade vullend, gezond en veel interessanter:

1. LAAT DE SLA WEG

Echt hoor, van een salade die bestaat uit een krop ijsbergsla met drie schijfjes komkommer en twee stukken tomaat voor de sier, word ik ook niet warm (wel koud). Sterker nog: ik vind ijsbergsla eigenlijk ook een beetje zonde van je tijd. Er zit nauwelijks iets in, maar het neemt een hoop ruimte in en je moet kauwen tot je een ons weegt. 'Watersalades' noem ik ze: goedkoop en op zijn hoogst verfrissend te noemen, maar echt interessant: nee.

Neem in plaats daarvan heel andere dingen als basis voor je salade. Dingen met meer smaak bijvoorbeeld (meer smaak betekent in negen van de tien gevallen ook meer voedingsstoffen). Ik vind persoonlijk veldsla al een hele verbetering, maar varieer. Het merendeel van de bladgroenten die je normaal gesproken door je stamppot draait, kun je ook prima rauw eten: spinazie, andijvie, postelein, raapsteel. Vergeet ook niet om her en der een takje groene kruiden mee te hakken: koriander, citroenmelisse, peterselie, misschien zelfs pepermunt. Of pak het nog avontuurlijker aan en ga voor snijbiet, mizuna, krulandijvie, tatsoi, citroenblad, paardenbloem, vogelmuur, schapenzuring of de inmiddels wel een beetje uitgekauwde rucola. Als je groen gebruikt dat van zichzelf al ergens naar smaakt, heb je ook geen halve liter mayonaise of suikerige sladressing nodig om het naar binnen te kunnen werken. Maar let op: al deze ingrediënten zijn slechts een toevoeging en nooit de vullende basis voor je salade.

2. GEBRUIK IETS VULLENDS

Tenzij je een salade maakt voor de sier naast de barbecue, is het de bedoeling dat jij en je tafelgenoten er echt van willen eten. En als je het handig aanpakt, eten ze er zoveel van dat ze minder van de ongezonde gedeelten van de maaltijd nodig hebben (in het geval van de barbecue is dat meestal brood). Of je maakt er gewoon een maaltijdsalade van, met een kop soep ernaast of een lekker biologisch biefstukje of zo.

Hoe dan ook: gebruik iets vullends. En dan bedoel ik dus niet komkommer en tomaat. En liever ook geen pasta, couscous of rijst. Als je je salade wilt laten tellen, gebruik je iets met meer pit(amientjes).

Zoals: zoete aardappel, bruine linzen, quinoa of amaranth, zwarte bonen, kekererwten, aardpeer, pompoen, een gekookt eitje , vlees
– iets om op te kauwen: paprika, wortel, nootjes
– iets met eiwitten en/of gezonde koolhydraten, zodat het echt een maaltijd wordt

3. VOEG VET TOE

Ik kan het niet vaak genoeg zeggen: eet meer vet. Zeker als je salades eet: je neemt de vitaminen en mineralen pas echt goed op als je er voldoende vet bij eet. Maak dus een goede dressing met kokosolie, slagroom, crème fraîche en roer er een flinke schep van door je salade. De vetten zorgen er bovendien voor dat je ook echt verzadigd raakt en blijft, en niet na een uurtje alweer brood met kruidenboter zit te snacken. Wellicht ten overvloede: die dressing voeg je dus toe naast het vet dat al in je avocado, noten of chiazaadjes zit. Niet in plaats van. Allebei.

4. STOP HEM VOL

Echt. Stop je salade vol met van alles. Zelf heb ik bijna nooit een saladeplan; ik hak gewoon wat er voor mijn keukenmes komt. Je kunt het natuurlijk gestructureerder aanpakken en je salade een thema meegeven zoals 'Oosters', 'Italiaans', 'middeleeuws' of weet ik het – maar het toverwoord blijft vullen. Met veel verschillende dingen. Die van zichzelf al veel smaak hebben. Pijnboompitten, gehakte cashewnootjes, paprika, voor mijn part aardbeien. Veel goede ingrediënten die je in evenwicht brengt met de perfecte dressing zorgt iedere keer opnieuw voor een interessante salade. En nee, ik weet óók niet hoe je dat doet, daarvoor moet je bij een kok zijn – ik doe altijd maar wat en meestal wordt het best lekker.

Andere dingen die ik vaak in een salade mik:
rozijnen, gebakken champignons of andere paddenstoelen, amandelschaafsel, geraspte kaas, geitenkaas, hazelnoten, pinda's, stukjes sinaasappel gemarineerd in balsamico-azijn, groene kruiden, geraspte wortel, maïs, groene asperges, ethisch gevangen vis of garnalen, uitgebakken biologische spekjes en o ja: bloemen! De bloemen van onder andere madeliefjes, salie, dropplant, Oost-Indische kers, driekleurig viooltje, roos, korenbloem, klaproos, heemst en komkommerkruid kun je prima eten en maken een feestje van je salade.

5. GEBRUIK JE KEUKENMES

Persoonlijk heb ik er een hekel aan als de salade als volgt is opgebouwd: sla-sla-sla-sla-sla-lekkere dingetjes. Het eet voor geen meter. Zit je daar te proberen sexy te zijn met je nieuwe date, terwijl die halve ongesneden krop sla op je vork met geen mogelijkheid in één keer in je mond past. En ben je eenmaal door de lekkere dingetjes heen, dan blijft een saaie kale slalade over.
Snij daarom alles klein. Sla, bosjes ander saladegroen, noten, zoete aardappelen: haal het allemaal onder je keukenmes door. Dan past het niet alleen beter op je vork, maar alles mengt ook makkelijker. Daardoor heb je met iedere hap een verrassing.

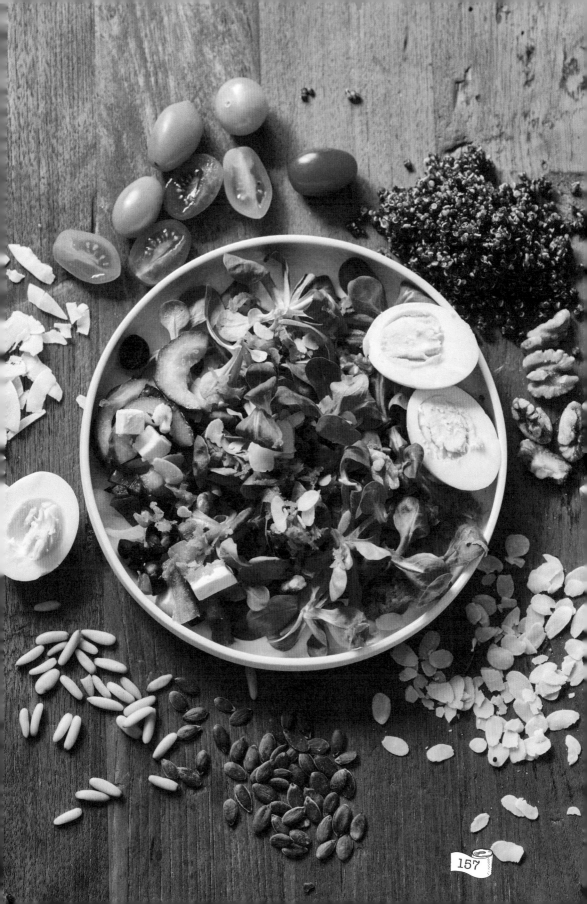

Probiotische voeding: gefermenteerde producten

Naast het eten van prebiotische voeding voor je bacteriën, kun je ook de bacteriën zelf eten. In probiotische voeding zitten vrijwel altijd meer bacteriën en meer verschillende stammen dan in een capsule probiotica. Helaas vind je dit soort 'levend voedsel' nog maar weinig in winkels. Wil je er meer van eten, dan zul je het waarschijnlijk zelf moeten maken. Gelukkig is dat leuk en niet ingewikkeld om te doen (er zijn hele boeken en cursussen die zich op het onderwerp richten). Er zijn verschillende soorten gefermenteerde producten.

Lacto

Lactofermentatie (3x woordwaarde) is een edele vorm van gecontroleerde rotting. Doordat je de voedingsmiddelen strikt zuurstofloos houdt, blijven de echte rottingsbacteriën weg en verwelkom je 'de zuurstoflozen'. Deze koninginnen van de anaerobe nacht veranderen je voedsel in een mum van tijd in friszure probiotica die schier eeuwig bewaard kan worden. Met andere woorden: lekker en goed voor je darmen.

Het heet lactofermentatie omdat er vooral Lactobacillen aan te pas komen. Zij zetten suikers om in melkzuur. We kennen dat proces van yoghurt, zuurkool en soep die je net iets te lang buiten de koelkast hebt laten staan. Echte lactofermentatie doe je in pekel: water met zout (of alleen zout en het vocht van de groenten zelf). Deze zoute, zuurstofloze omgeving is perfect voor onze vrienden de Lactobacillen, en houdt ongewenste bacteriële onverlaten en schimmelsujetten buiten je potje.

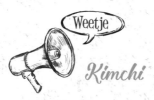

Weetje

Kimchi

Wat was het ook alweer, kimchi? Eigenlijk is het gewoon de Koreaanse vorm van zuurkool. Met Chinese kool, rode peper en gember. En verder alles wat je Koreaanse grootmoeder had verzonnen dat erin moest. Je hebt dus daikon-kimchi met rettich, kool-kimchi met wortel, nam pla-kimchi met vissaus. Het is vet gezond – maar dat is heus niet de enige reden dat het geweldig is. Het is namelijk ook ont-zet-tond lekkâh.

Zelf zuurkool maken in vijf stappen
Als je schoon werkt, kun je prima je eigen zuurkool maken. Het lijkt intimiderend, maar het is niet moeilijk!

1. Rasp een witte kool (of snij hem heel fijn).

2. Strooi er flink wat Keltisch zeezout over – doorgaans 1 tot 1,5 eetlepel.

3. Kneed het zout goed door de koolrasp heen zodat het vocht loskomt.

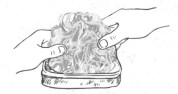

4. Zet het weg in een pot en zet iets zwaars op de kool, zodat het vocht boven de koolrasp komt te staan (een gripzakje met water werkt prima, of een bordje met een schoon geschrobde steen erop).
5. Wacht 1-2 weken en blijf er met je tengels vanaf.
   Smaakt je zuurkool friszuur, stinkt-ie niet raar en is hij niet beschimmeld? *You're good to go.* Experimenteer met verschillende groenten, kruiden, knoflook, hete peper… Eet smakelijk!

Zure melk

Ieder land heeft zijn eigen melkfermenten (door bacteriën bewerkte melkproducten). Dat klopt ook: over de hele wereld 'zweven' er bacteriën en schimmels door de atmosfeer. Gelukkig maar, want die doen heel wat goeds voor de aarde en voor ons (behalve dat je er in je badkamer ook af en toe last van hebt). We zouden niet zonder kunnen. Die bende micro-organismen verschilt in samenstelling al naargelang de plek waar je je bevindt. Als je een wild gefermenteerde zuurkool maakt in Los Angeles, dan wordt die dus anders dan als je hetzelfde recept gewoon thuis laat fermenteren. Zo is het ook met melkfermenten.

Maar waarom is zure melk eigenlijk zo gezond? De bacteriën en gisten zetten lactose (melksuiker) uit melk om naar, jawel, melkzuur. Aangezien wij lactose niet altijd goed zonder hulp kunnen verteren, is dat wel zo prettig. Veel mensen met een lactose-intolerantie kunnen dan ook geen gewone melk verdragen, maar wel (rauwe melk en) kefir, yoghurt en andere zure melkproducten. Het melkzuur is ook nog eens gezond voor het milieu in je darmen en voor de bacteriën die daar al zaten.

Tara en kefir

De makkelijkste zure melk om zelf te maken is kefir. Deze zurige, frisse melkdrank wordt hier nauwelijks gedronken, maar in de Balkan en Kaukasus des te meer. Tara is net zoiets als kefir – maar dan anders natuurlijk. Kefir en tara zijn twee vormen van gefermenteerde melk. Dat fermenteren gebeurt op een heel bijzondere manier: namelijk met een SCOBY. Een wat? Een *Symbiotic Co-existence Of Bacteria and Yeast*. In goed Nederlands: een prutje van bacteriën en schimmels. Lekker.

De legende gaat dat de twee soorten kefir aan twee kanten van het Kaukasusgebergte, tara en kefir, op hetzelfde moment en op dezelfde manier werden 'uitgevonden'. Als je een zwakke maag hebt moet je de volgende alinea misschien maar even overslaan, want dat uitvinden ging namelijk met paardenzweet.

De melk werd door de bergvolkeren bewaard in leren buidels die aan het zadel werden gebonden. Na een wilde rit op een warme dag drong het zout van de zwetende paarden door de buidels en kwam in de melk terecht. Door het klimaat in de melkbuidels werden de eerste SCOBY's geboren, die de melk omzetten naar een ander, zuur product. Omdat aan beide kanten van de berg andere organismen in de SCOBY's zaten, werden er dus aan de ene kant kefir en aan de andere kant tara 'gemaakt'.

In wezen zijn kwark, kaas, zure room en yoghurt ook melkfermenten. Helaas zijn die vaak bewerkt waardoor de bacteriën sterven: onderzoeken laten zien dat yoghurt vaak nog maar nauwelijks levende bacteriën bevat. Als je zelf yoghurt of zure room (of kaas!) maakt, zit daar natuurlijk wél van alles in!

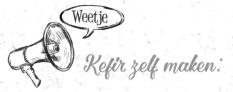

Kefir zelf maken:

- Koop in een biowinkel een potje kefir, drink het leeg en laat het laatste restje erin zitten.
- Vul dat aan met volle melk en laat het 1-2 dagen op je aanrecht staan.
- Als alles goed gaat wordt het dik, friszuur en heb je nieuwe kefir gemaakt!

Kefir en kombucha

Hé, kefir hadden we al gehad! Jawel, maar er zijn er twee. Eén met melk en één met water. Nou ja, water… water met suiker. In melk zitten natuurlijke suikers, maar in water zit niets. Daarom geef je je waterkefir-SCOBY (dat is trouwens ook echt iets anders dan een melkkefir-SCOBY!) ook water met iets van suiker. Dat kan tafelsuiker zijn, maar gedroogde vruchten zijn iets gezonder.

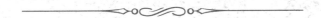

Zelf waterkefir maken is ook al zo makkelijk:

1. Trek ergens waterkefir-'korrels' vandaan. Vraag eens rond, vaak heb je onverwachte fermentatievrienden die nog wel een beetje over hebben.
2. Zet ze in een kan water met iets zoets (ca. 40 gram suiker of twee handjes gedroogde vruchten per liter water), op je aanrecht.
3. Wacht een paar dagen, zeef het (door een plastic zeef, geen metalen!) en drink het op.

De korrels kun je afspoelen en opnieuw gebruiken voor een volgende ronde. Geleidelijk worden het er steeds meer en dan kun jij ook je fermentatieliefde prediken onder al je vrienden.

Kombucha werkt ongeveer hetzelfde, maar dan met (zoete) thee. De SCOBY van kombucha ziet er niet uit als korrels, maar als een flapje dat boven op je drankje drijft. Als je niet beter wist zou je denken dat het bedorven was en al bijna pootjes had gekregen (en een eigen taal ontwikkeld), maar dat valt reuze mee. Kombucha zie je ook weleens in de winkels liggen, maar ik weet niet hoe levend dat dan nog is... Het is in elk geval wel lekker en een gezond alternatief voor frisdrank.

Nog meer gezond voor je darmen

Antioxidanten is een verzamelnaam voor allerlei stoffen (vitaminen, mineralen, vetzuren) die oxidatie tegengaan. Oxidatie kun je zien als 'roesten': agressieve zuurstofdeeltjes (vrije radicalen) pikken elektronen af van andere moleculen. Daarbij beschadigen ze bijvoorbeeld cellen en zo kunnen ontstekingen ontstaan. Het blijkt dat antioxidanten ook een beschermende werking hebben op de darmflora en dat ze het darmmilieu verbeteren, waardoor de darmflora beter kan groeien.
Je vindt antioxidanten onder andere in:
• Bessen (hoe zuurder hoe beter) vooral acai, blauwe bessen, zwarte bessen, frambozen
• Noten en zaden – pecan, walnoten, hazelnoten
• Groenten en fruit

- Kruiden zoals kaneel, kurkuma, kruidnagel, oregano, gember
- Biologische leverproducten (vitamine A)
- Vis, visolie, schaal- en schelpdieren en zeewier
- Cacao (*you're welcome*)! Maar natuurlijk meer in pure, biologische en/of rauwe cacao dan in een blok melkchocola
- Groene thee

Gelatine

Gelatine is een vies woord. Toen ik nog veganist was, meden we het als de pest (want gemaakt van dode dieren), maar ik heb zelfs niet-vegetariërs producten terug zien leggen vanwege de 'troep' (gelatine) die erin zat. Daar ligt dus duidelijk een drempel. Maar wat is gelatine nu eigenlijk, en waarom ben ik er inmiddels wél enthousiast over? Gelatine is een hoogwaardig eiwit dat voorkomt in de botten, pezen en gewrichten van mens en dier. Het trekt vocht aan (zelfs nadat het is verwerkt tot voedsel) en zorgt voor een buigzame, taaie bescherming. In gewrichten, die veel schokken te verdragen krijgen (zoals enkels en knieën), is gelatine bijvoorbeeld hard nodig om te zorgen dat ze niet kapot slaan op elkaar. Net als oplosbare vezels zorgt gelatine ook voor een zachte, soepele ontlasting bij verstopping en neemt het juist overmatig vocht op bij dunne ontlasting. Drink er voldoende water bij.

Gelatine is bovendien een van de beste voedingsbronnen voor L-glutamine. Dat is een energiebron voor het vernieuwingsproces van de bovenste laag darmcellen (iedere 72 uur – daar is dus veel energie voor nodig). L-glutamine zorgt er bovendien voor dat de *tight junctions* tussen de cellen zich goed kunnen sluiten.
Het maakt uit welk soort gelatine je gebruikt. De beste vorm vind je in zelfgemaakte bouillon. Lukt dat niet (altijd), dan is het er ook als gelatinepoeder. Kies voor een biologische variant, liefst van koeien die gras en kruiden hebben gegeten. Dat maakt uit voor de gezondheid van het dier (en het welzijn) en daarmee ook voor de samenstelling van de eiwitten. Met dagelijks een eetlepel vul je je eiwitinname op een gezonde en licht verteerbare manier aan.

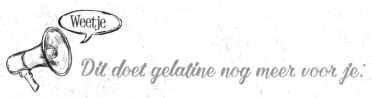

Dit doet gelatine nog meer voor je:

- Beschermt je gewrichten en helpt ze opbouwen.
- Ondersteunt de elasticiteit van je huid – ja, dat mag je lezen als 'minder rimpels'!
- Zorgt voor een gezonde maagfunctie, ook beschermend bij brandend maagzuur.
- Helpt met het opbouwen van spiermassa – voor bodybuilders, maar ook voor jou.
- Reguleert ontstekingen en is anti-inflammatoir (ontstekingsremmend).

Recept: Darmherstellende chocoladepudding

Lekkers dat niet alleen 'niet ongezond' is, maar zelfs écht gezond. Een toetje dat bijdraagt aan het herstellen van je darmen als je *tight junctions* beschadigd zijn... wat wil je nog meer? Gelatine is een van de meest ondersteunende, herstellende producten die je kunt eten voor je darmen. En trouwens ook voor je botten, je gewrichten, je huid... Het maakt wel uit welke gelatine je neemt. Zowel voor de ethische als voor de gezonde kant van de zaak: gelatine komt uit de beenderen van dieren. Neem je gelatine uit de beenderen van koeien die gras en kruiden hebben gegeten, dan zitten daar veel meer bouwstoffen in en minder ballaststoffen die je allemaal weer moet afbreken. En de koeien hebben een prettiger leven gehad. Ik vind gelatine altijd fijn om mee te werken, want het betekent dat áls er dan al een dier dood moest, we er in elk geval zoveel mogelijk van gebruiken (en niet alleen de biefstukjes).

GELATINEPUDDING

Hoeveel je van pudding houdt is natuurlijk heel persoonlijk. Je zult zelf moeten ontdekken wat jouw diepste puddingwensen zijn. Hou je van stevig of van dril? Neem rustig de tijd om de pudding in jezelf te leren kennen.

JE NEEMT:

- 1 pakje (200 ml) ongezoete slagroom of kokosroom; neem kefir voor een probiotische pudding
- 250 ml bijna-kokend water; of gebruik (plantaardige) melk voor een extra romige pudding
- 1 eetlepel biologische gelatinepoeder. Neem een afgestreken eetlepel voor een drillerige pudding of een volle eetlepel voor een stevigere pudding
- 1 eetlepel kokosbloesemsuiker of honing
- 1 eetlepel cacao
- een snufje (grijs zee)zout
- toppings (naar smaak):
- een in stukjes gesneden banaan, verse vijg en frambozen (of ander fruit)
- wat vanillepoeder of kaneel naar smaak
- wat gehakte nootjes (hazelnoot, pistache, amandel)

JE DOET:

- Breng het water aan de kook en haal het van het vuur.
- Snij intussen het fruit en verdeel het over de schaal (in een lage, brede schaal is het straks eerder uitgehard).

- Meng gelatine, cacao, zout en kruiden door de room (goed roeren, gebruik een garde!).
- Giet het hete water erbij.
- Roer de kokosbloesemsuiker of honing erdoorheen.
- Giet het uit over de schaal en zet het in de koelkast.

GOED OM TE WETEN:

- Het duurt minimaal 4 uur voordat het uitgehard is (bij een hoge, smalle bakvorm zelfs 8 uur). En het is pudding, dus geen mousse. Het wordt niet luchtig. Dat geeft niks, maar verwachtingenmanagement en zo.
- Dit basisrecept kun je overigens gebruiken voor alle soorten gelatinepudding, dus niet alleen voor de chocoladeversie. Lekkere tips:
  * Vervang de room door vruchtensap en eventueel gepureerd fruit en voilà: vruchtenpudding.
  * Vervang de room door diksap (en laat de honing weg) voor vruchtendrilpudding.
  * Vervang de cacao door een geklutst eigeel en vanillepoeder en voilà: vanillepudding.
  * Maak het met bouillon, zout en keukenkruiden en giet het uit over gekookte groenten met ham en voilà: een gerecht dat eigenlijk gewoon in de jaren zeventig had moeten blijven (maar dat ik desalniettemin best een keer wil uitproberen).

GEZOND

Afijn. Deze pudding is gezond vanwege:
- De **gelatine** dus, die legt een beschermend laagje over je darmen, waaronder de cellen en de tussenliggende *tight junctions* zich kunnen herstellen. Met andere woorden: het helpt om je hyperpermeabele darm te herstellen. Dat doet het trouwens ook nog op een andere manier: gelatine is een van de beste bronnen van L-glutamine. En L-glutamine is weer een belangrijk aminozuur dat zorgt voor energie in de darm, zodat de bovenste cellaag zich kan verversen – iedere 72 uur!
- De **cacao** bevat (als je goede, biologische cacao hebt) veel antioxidanten. Die vangen agressieve zuurstofdeeltjes (vrije radicalen) weg waardoor er minder kans is op ontstekingen en beschadigingen van de darmwandcellen. De antioxidanten hebben daarnaast nog een extra rol: ze verbeteren het milieu in de darmen, waardoor de darmflora zich er prettiger voelt. Ja, cacao is goed voor je darmflora. *You're welcome.*
- De **kokosbloesemsuiker** levert mineralen zonder dat het de bloedsuikerspiegel sterk verhoogt.
- Idem dito voor de honing (maar alleen als je een goede kwaliteit honing neemt!)
- De **(kokos)room** levert gezonde verzadigde vetten.
- De **frambozen**, **vijgen** en **banaan** leveren zowel oplosbare als onoplosbare vezels waar je darmen en darmflora blij van worden.

Zoals je ziet: deze chocoladepudding heeft eigenlijk geen negatieve kanten. Behalve dat je een paar uur moet wachten. Dat is een beetje jammer. Maar als je nu vast begint, kun je hem vanavond als toetje eten!

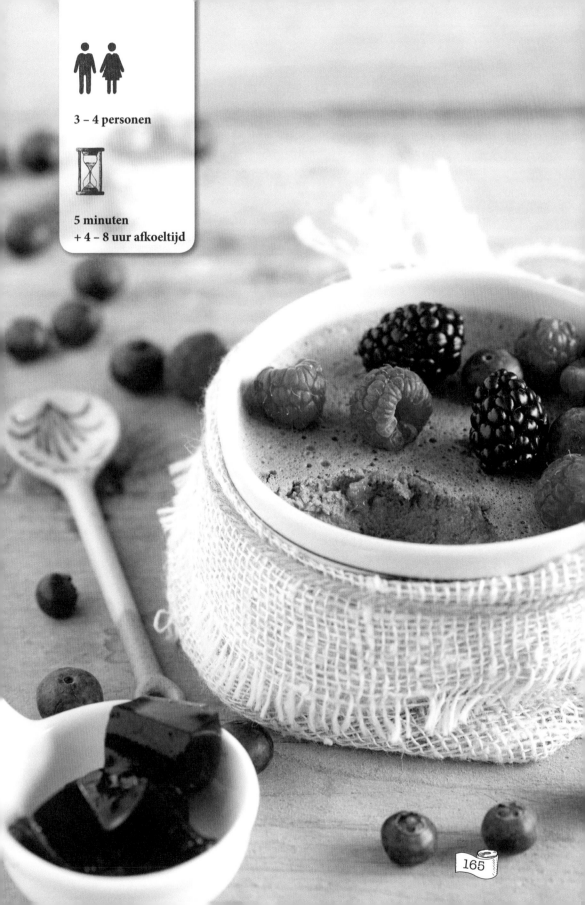

3 – 4 personen

5 minuten
+ 4 – 8 uur afkoeltijd

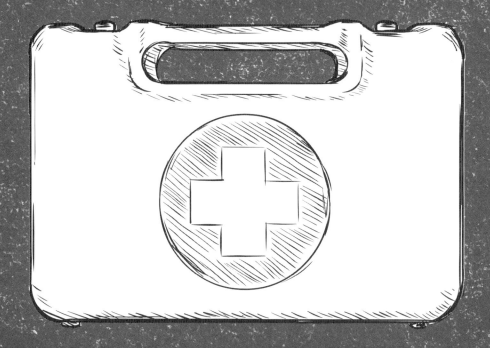

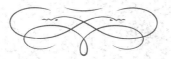

HOOFDSTUK 7

Eerste hulp bij darmproblemen

D it boek is vooral gericht op het zo gezond mogelijk maken en houden van je darmen. Heb je eenmaal klachten, dan kun je daar zelf soms nog best iets aan doen. Door anders te gaan eten bijvoorbeeld, of door je darmen te ondersteunen met probiotica. Dat zal niet in alle gevallen genoeg zijn. Mijn ervaring is dat hoe langer een klacht al bestaat, hoe lastiger het is om 'm zelf op te lossen. Natuurlijk begint het bij de adviezen in dit boek – die zijn er niet alleen voor mensen die nergens last van hebben, maar ook voor mensen die al klachten ervaren. Merk je na een paar maanden geen verbetering, dan is het de moeite waard om een deskundige te zoeken die je kan helpen om de oorzaak van het probleem te ontdekken en op te lossen.

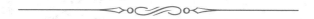

Hoe vind je een goede darmfloratherapeut?

Soms heb je even wat hulp nodig. Omdat je zelf niet weet wat er aan de hand is, of omdat iemand je moet vertellen wat in jouw situatie verstandig is. De huisarts is de eerste stop, maar die heeft vaak een beperkte kennis over de darmen en darmflora. Zelfs in het ziekenhuis worden niet altijd alle onderzoeken aangeboden die nuttig kunnen zijn, omdat het bijvoorbeeld te duur is om vergoed te worden vanuit de verzekering.

Een (darmflora)therapeut kan je helpen om de juiste onderzoeken aan te vragen en denkt met je mee over een gepaste behandeling (eventueel in overleg met de huisarts of specialist). Maar hoewel veel therapeuten heel goed zijn in hun vak en *evidence based* werken, zit er – eerlijk is eerlijk – ook veel kaf tussen het koren. Hoe vind je een goede therapeut?

Voordat je ergens heen gaat: doe research. Altijd. Ook als het iemand is die je aangeraden is door de buurvrouw of een moeder op school. Ook als zij op miraculeuze wijze van hun klachten af zijn gekomen. Wat voor hen werkt, hoeft niet automatisch voor jou te werken. Lees je dus altijd in over de desbetreffende therapeut. Wat doet hij/zij? Wat voor bewoordingen worden er gebruikt om dat te omschrijven? Leggen ze uit wat ze precies doen, of is het vooral wollig gebazel?

- **Bekijk de website.** Natuurlijk is een therapeut zonder website niet automatisch een *slechte* therapeut. Maar persoonlijk zou ik liever naar een therapeut gaan die wél een (goede!) site heeft. Dan kun je je van tevoren inlezen. Meestal staat er ook wel iets over hun ideeën – het is belangrijk dat die je aanspreken.
- **Beroepsvereniging?** Laat me je uit de droom helpen. Het lidmaatschap van een beroepsvereniging zegt (bijna) niets over de kwaliteit van de therapeut of de kwaliteit van de opleiding die hij/zij heeft gehad. Er zijn ongeveer net zoveel beroepsverenigingen als opleidingen. Iedere keer dat een opleiding niet werd toegelaten tot de bestaande beroepsverenigingen, richtten ze doodleuk een eigen vereniging op. Wat lidmaatschap van een beroepsvereniging wél zegt, is dat je therapeut Medische Basisvakken heeft gevolgd. Anatomie, fysiologie en pathologie. Pittige vakken, die onontbeerlijk zijn voor therapeuten. Echte, gewone, reguliere kennis op hoog niveau over hoe het lichaam werkt; noodzakelijk dus dat je therapeut die op zak heeft.
- **Wonderverhalen?** Je ziet ze overal: therapeuten met wonderverhalen. Ik heb er een hekel aan. Natuurlijk kunnen mensen enthousiast zijn. En als je iemand behandelt die van de huisarts te horen heeft gekregen dat ze moet leren leven met ontlastingincontinentie en het lukt om haar darmen een heel stuk rustiger te krijgen, voelt dat soms ook als een klein wonder. *Maar dat is het niet.* Het is allemaal heel verklaarbaar en voornamelijk een teken dat we de juiste therapie en voeding te pakken hebben. Sommige therapeuten grossieren in wonderverhalen.

Autisme kunnen ze genezen, kanker ook – ze laten nog net geen afgezette ledematen terug groeien. Als therapeuten deze verhalen over zichzelf verspreiden, moeten je alarmbellen afgaan. **Wonderen bestaan niet.** Dat wil niet zeggen dat je iemand met autisme niet lekkerder in zijn vel kunt laten zitten of dat je geen verbetering zou kunnen bereiken, maar dat is geen genezen. En al helemaal geen wonder. Hoe enthousiast en blij je er ook mee bent.

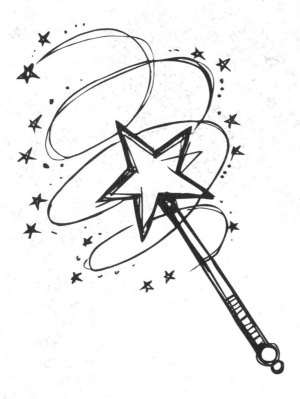

- **Je therapeut gebruikt hocus pocus.** En het publiek vreet het op. Moeilijke (dure!) computers die in tien minuten een uitdraai geven waar je hele gezondheid op wordt weergegeven. Apparaten die met veel poespas vertellen waar je allemaal allergisch voor bent. Niemand kan uitleggen hoe, daar moet je dan maar gewoon in geloven. Als je iemand bent die graag wil weten hoe en waarom iets werkt, is zo'n apparaat geen prettige methode.
Hetzelfde geldt voor prachtige benamingen en theorieën over energie, bioresonantie, leegte in je bloed-qi, en andere termen waarvan je niet precies snapt wat ze betekenen. Als je therapeut ze gebruikt: prima. Maar als je vraagt om meer uitleg, hoor je ook antwoord te krijgen. Een goede therapeut kent niet alleen de populaire benamingen, maar kan je ook in reguliere medisch-wetenschappelijke taal uitleggen wat er met je aan de hand is.

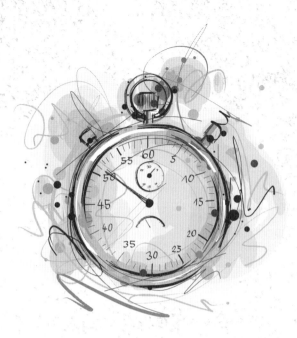

- **Hoeveel tijd krijg je?** Er zijn natuurgeneeskundigen die, net als een huisarts, tienminutenconsulten doen. Vijf patiënten in een uur, even beleefd luisteren naar je klachten, potje pillen voor je neus en toedeledoki, tot over zes weken. Even afrekenen bij de assistente graag. Dat vindt niet iedereen erg, maar als je behoefte hebt aan meer tijd of uitleg, zoek dan een therapeut die bereid is dit te geven.
- **Hoe vaak ga je erheen?** Het is de bedoeling dat je niet voor de rest van je leven afhankelijk bent van je therapeut. Vraag om een goede uitwerking zodat je die thuis nog eens kunt nalezen en vraag een duidelijke prognose van je therapeut: hoelang verwacht die bezig te zijn en welke resultaten mag je verwachten?

Give a man a fish and you feed him for a day;
teach a man to fish and you feed him for a lifetime
(Als je iemand een vis geeft, heeft hij voor een dag eten
Als je iemand leert hoe hij moet vissen, heeft hij zijn hele leven genoeg te eten)

- **Kent je therapeut zijn/haar grenzen?** Sommige therapeuten zijn ervan overtuigd dat ze álles kunnen behandelen. Ze zijn immers overal voor opgeleid. Toch is het waardevol als je therapeut kan aangeven wat hij/zij niet weet. Dan blijf je niet onnodig lang 'aanrommelen'. Bij ernstige klachten hoort je therapeut je overigens altijd door te verwijzen naar de huisarts!
- **Een goede therapeut denkt met je mee en respecteert jouw (on)mogelijkheden.** Als jij geen capsules kunt slikken, is het aan je therapeut om daaromheen te werken. Wat heb je er als patiënt aan als je therapeut zegt: *'Kan me niet schelen dat je bijna moet overgeven, het is een medicijn en je slikt het maar?'* Niets natuurlijk, want dan neem je je pillen van ellende na drie weken écht niet meer. En in het potje doen ze niets.

- **Blijf trouw aan jezelf.** Ga te allen tijde bij jezelf na of je je kunt vinden in de ideeën en werkwijze van de gevonden therapeut. Is dat niet het geval, zoek dan een ander. **Jouw lijf, jouw beslissing.**

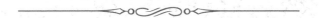

Ontlastingonderzoeken

Ontlasting- of darmflora-onderzoeken geven een duidelijk inzicht in de staat van de darmflora. Je verzamelt wat ontlasting in een speciaal buisje (*ieuw, ik weet het!*) en stuurt het op naar het laboratorium. Daar zetten ze het op kweek om er onderzoeken mee te kunnen doen. Overigens zijn er een aantal (heel normale, reguliere, ISO-gecertificeerde) laboratoria in Nederland die gespecialiseerd zijn in particulier ontlastingonderzoek.

De onderzoeken bij de therapeut zijn vaak uitgebreider dan die bij de huisarts. Helaas wordt daar doorgaans alleen gekeken naar mogelijke ziekteverwekkers. 'Niets aan de hand', hoor je dan als blijkt dat er geen salmonella of andere engerds zijn gevonden. Fijn om te weten natuurlijk, maar hoe zit het met de goede bacteriën?

Het laboratorium waar de darmfloratherapeut mee samenwerkt is hierin gespecialiseerd. Ze voeren onderzoeken uit en kijken daarbij niet alleen naar de *slechte* bacteriën en schimmels, maar ook naar de hoeveelheid en kwaliteit van de goede bacteriën. Zo krijg je een precies beeld van je darmflora en kun je met een duidelijk behandelplan aan de slag om je darmflora optimaal te laten functioneren.

(Van) alles over ontlasting

Tijdens mijn studie leerde ik om nooit genoegen te nemen met 'goed'. Mijn docente (Marijke de Waal-Malefijt, auteur van onder andere Wat heb je op je lever en Het went, zo'n element) kwam met een prachtig voorbeeld:

'Een druk zakenman zat tegenover me, hij had toch wel wat buikpijn af en toe en dat begon steeds meer in de weg te zitten. 'Hoe is het met uw ontlasting?', vroeg ik. 'O goed hoor, gewoon normaal.' Toen ik doorvroeg, bleek dat hij iedere dag vijf schone onderbroeken meenam in zijn attachékoffer, omdat hij ontlasting lekte. Maar dat deed hij al tien jaar, dus voor hem was dat 'normaal' geworden...'

'Normale' ontlasting bestaat dus niet, maar goede ontlasting zeker wel. In dit hoofdstuk kijken we samen naar ontlasting – nou ja... jij in je eigen wc en ik in de mijne. Goed? Er bestaat niet zoiets als normale ontlasting – maar wel zoiets als een gezond ontlastingpatroon!

Poepproblemen

Op pagina 10 zie je de Bristol Stool Chart. Je ontlasting hoort tussen de 3 en 4 op deze kaart te staan. Is je ontlasting niet 'zoals het hoort'? Daar kun je ook veel van leren!

Is je ontlasting...	... dan zou dit het probleem kunnen zijn:
Dun	Overgevoeligheid of intolerantie | histamine-intolerantie| parasieten of pathogene bacteriën | tekort aan maagzuur en/of spijsverteringsenzymen | niet optimaal werkende lever | te snel werkende schildklier | tekort aan vetten / vezels | stress
Dik en hard (verstopping)	Tekort aan maagzuur en/of spijsverteringsenzymen | niet optimaal werkende lever | traag werkende schildklier | tekort aan vetten, vezels, vocht | te weinig beweging | stress
Onregelmatig (de ene keer hard, dan weer zacht)	Onvoldoende spijsverteringsenzymen | intolerantie | allergie | glutenovergevoeligheid | schimmelinfectie | parasieten | niet optimaal werkende lever | niet optimaal werkende schildklier | tekort aan vetten, vezels, vocht | te weinig beweging | stress
Heel lang en dun, als een potlood of lint, met het gevoel niet 'leeg' te zijn na het afvegen	Verstoppingsdiarree (veel harde ontlasting in je darmen, waar de 'nieuwe' ontlasting langs lekt) | Stress > moeilijk kunnen loslaten of moeilijk kunnen ontspannen op het toilet (gebruik een krukje!) | Darmobstructie (iets 'blokkeert' je darm: bijv. een poliep of littekenweefsel. Waarschuw je arts als je dit vaak hebt!)
Raar gekleurd	**Zwart**: kan wijzen op bloedverlies hogerop in de darm | **Rood**: kan wijzen op bloedverlies lager in de darm | **Geel**: infectie met Giardia | tekort aan gal | **Wit / grijs / stopverf**: tekort aan enzymen, gal of maagzuur
Slijmerig	Slijm bij de ontlasting hoeft niet problematisch te zijn (een gezond darmslijmvlies produceert ook slijm), maar bij ontstekingen in de darmen komt extra slijm vrij. Denk ook aan allergieën en intoleranties.

Zegt poep altijd iets over je darmflora?

'Maar ik heb prachtige drollen! Kan er dan iets mis zijn met mijn darmflora?' Ja, dat kan. Hoe je ontlasting eruitziet, is maar voor een gedeelte afhankelijk van je darmflora. Natuurlijk helpt het niet als je flora prut is. Mensen met ontlastingproblemen hebben vrijwel altijd ook een slechte darmflora.

Maar ook als je ontlasting er prima uitziet, kan het zijn dat je flora niet optimaal is. Eet je verder genoeg gezonde producten (zoals vezels en vetten) en heb je wat men noemt een 'sterke spijsvertering', dan blijft je lichaam zo lang mogelijk doorgaan met het zo optimaal mogelijk vervullen van de taak. En dan kan het dus zomaar zijn dat je een prima drol maakt, terwijl je toch veel te weinig goede bacteriën hebt. Als alle omstandigheden in je darmen verder goed zijn, kun je die bacteriën aanvullen met voeding en supplementen. Hou je dat goed bij, dan groeit je darmflora uit tot een gezonde kolonie en hou je een gezond evenwicht in stand.

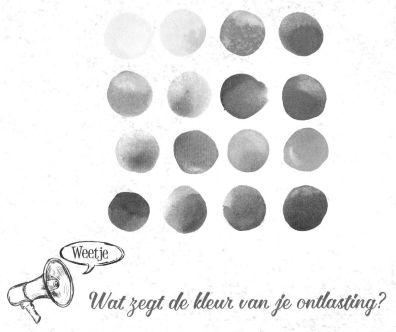

Weetje

Wat zegt de kleur van je ontlasting?

Meestal is je poep bruin. Dat komt door bilirubine, dat zijn afgebroken rode bloedcellen. Die worden in de lever toegevoegd aan de galvloeistof, zodat het met je ontlasting mee het lichaam uit kan. Hoe langer de ontlasting in je darmen blijft, hoe donkerder die vaak is. Sommige voedingsmiddelen bevatten zoveel kleurstof, dat die niet afgebroken wordt in je spijsvertering. Rode kool en bietjes geven vaak een roze ontlasting en van spinazie wordt het groen. Heb je een paar keer achter elkaar een afwijkende kleur en heb je niets gegeten dat daarvoor kan zorgen? Toch maar even langs de dokter voor een check-up!

Verstopping

Verstopping komt veel voor, en soms merken we niet eens dat het verstopping is. Heb je een ontlasting die droger is dan 3 op de BST, komt het minder vaak dan pakweg eens per twee dagen of heb je moeite met het eruit werken van de ontlasting? Dan heb je verstopping.

Oorzaken van verstopping zijn onder andere:
- een verkeerd voedingspatroon
- te weinig beweging
- een traag werkende schildklier
- een niet optimaal werkende voorvertering (tekort aan maagzuur, spijsverteringsenzymen of gal)
- en natuurlijk een niet optimale darmflora

Dit zijn de dingen die je als eerste zelf kunt doen bij verstopping:
- Neem vezels, vet en vocht. Dat wil zeggen: voldoende vezels (niet uit granen, maar wel uit groenten, bonen en noten), gezonde vetten (bijvoorbeeld kokosolie en olijfolie) en voldoende water (1,5 of liever nog 2 liter op een dag).
- Gebruik een krukje bij het poepen!
- Niet persen! Dat zorgt alleen maar voor aambeien, heb je niets aan. Het helpt vaak beter om een aantal keer rustig je knieën van en naar elkaar te bewegen.
- Kijk naar de emotionele aspecten. Zijn er dingen die je 'zwaar op de maag liggen', of die je maar moeilijk kunt loslaten? Het klinkt misschien gek, maar dit heeft echt invloed op de processen in je buik!

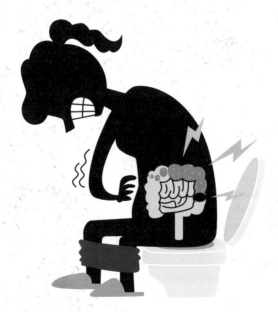

Gehurkt poepen

We zijn gewend te zitten op het toilet, maar dat is niet de meest ideale houding om te zorgen dat je ontlasting het lichaam verlaat. Als je staat, is er een spier die het laatste deel van je dikke darm dichttrekt. Ga je zitten, dan ontspant deze spier zich maar gedeeltelijk. Daardoor kun je vaak je darmen niet optimaal legen.

Pas bij gehurkt zitten ontspant de spier zich helemaal en leegt je darm zich effectief. Gehurkt poepen gaat makkelijker, sneller, je hoeft niet te persen (dus minder kans op aambeien!) en er blijft minder ontlasting (en dus minder afvalstoffen) achter in je lichaam.

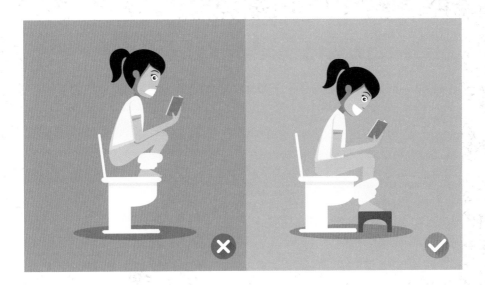

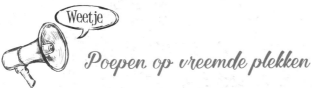

Poepen op vreemde plekken

Ook mensen die veel van zichzelf vragen of die veel waarde hechten aan wat anderen van ze denken, kunnen soms letterlijk 'op slot springen', vooral als ze niet op hun eigen toilet kunnen poepen. Het helpt dan vaak om je ergens anders op te concentreren. Lees iets (al is het maar de tekst op de verpakking wc-papier!) of zet een koptelefoon op en luister naar muziek. Zelf heb ik (ja, je mag alles van me weten) een 'vakantiemandje': een mandje van de juiste hoogte om als alternatief krukje te dienen, waarin ik mijn koptelefoon en telefoon bewaar. Met mijn mandje naar het toilet, een rustig muziekje aan en met mijn voeten op mijn 'krukje' heb ik geen enkele last van andere mensen. Ook hoor ik zo mijn eigen geluiden niet, wat enorm scheelt in het (overigens volstrekt misplaatste!) schaamtegevoel dat een ontspannen ontlasting vaak in de weg zit.

Heb je...

- langer dan vijf dagen geen ontlasting?
- andere symptomen, zoals heftige buikpijn?

Ga dan naar de huisarts voor een check-up!

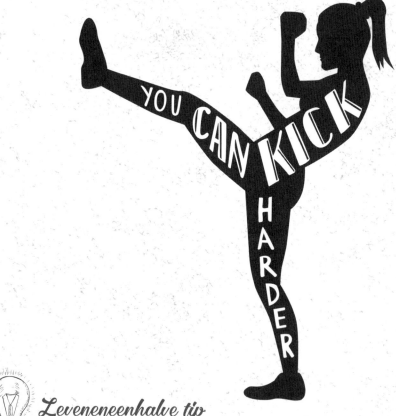

Leveneneenhalve tip
om je verstopping de deur uit te werken

Kijk. Als je al standaard aan de laxeermiddelen (of koffie) zit om naar de wc te kunnen gaan, ben je misschien meer toe aan gedegen onderzoek. Maar als je af en toe last hebt van verstopping, red je het met deze tips misschien ook wel.

De droge keuteligheid van je ontlasting betekent dat de ontlasting te lang in je lichaam verblijft en dat er te veel vocht aan onttrokken wordt. Laxeermiddelen jagen de voedselbrij door je darmen, maar zijn 'verslavend' omdat ze je darmen op een onnatuurlijke manier aanjagen (tot ze het niet meer zelf kunnen en je ineens altijd laxeermiddelen nodig hebt). Ook zorgen ze ervoor dat je voedingsstoffen minder goed kunt opnemen. Deze tips kunnen je helpen om te zorgen dat de 'doorstroomtijd' korter wordt, zonder een onnatuurlijk laxerend effect te hebben.

176

1. *Eet meer vet*

   Wij, Nederland, vetloos land. Ik las laatst een blaadje van de supermarkt en daarin werd meer dan twintig keer verwezen naar 'vetvrij', 'minder boter', 'magerder'. Vind je het gek dat we gezondheidsproblemen hebben? Vet hebben we hard nodig, onder andere om onze voeding beter het maagdarmkanaal te laten passeren. Vet werkt niet alleen als ontlasting-glijmiddel, maar zorgt ook voor de aanmaak van voldoende zuren door de darmflora. Die prikkelen je darmwand en zetten die aan tot werken. Zeg maar zoals een laxeermiddel, maar dan wél zoals de natuur het bedoeld heeft. Dus eet gezonde (óók gezonde verzadigde) vetten en eet er veel. Denk aan roomboter, ghee (geklaarde boter), kokosolie, olijfolie, lijnzaadolie…

2. *Drink*

   En dan bedoel ik dus geen koffie, hè? Drink water. Begin in ieder geval dagelijks met een glas warm water, da's goed voor je 'zeewier' (darmvilli). En drink de rest van de dag ook gewoon water. Het idee dat ook koffie, zwarte thee en cola zouden meetellen met de 1,5 liter vocht die je dagelijks binnen moet krijgen – dat klopt simpelweg niet.

   Koffie is sowieso een laxeermiddel op zich. Als je veel koffiedrinkt en op welke manier dan ook last hebt van je darmen, is dat stap één. Of je er nu van aan de dunne gaat of steeds meer laxeermiddel koffie nodig hebt om nog naar de wc te kunnen; veel koffie is niet oké voor je darmen. En cola of andere suikerhoudende frisdranken ondermijnen je darmflora, dus daar word je ook niet blij van.

   Nee, gewoon water. Of (kruiden)thee. Wat is daar mis mee? Er zijn meer smaken kruidenthee dan je in je hele leven bij elkaar kunt drinken, dus 'lust ik niet' is niet echt een argument. Je hebt het nodig om de afvalstoffen uit je lijf te laten spoelen en om voedingsstoffen door je lichaam te verdelen. *Denk je dat je darmen extra water zouden onttrekken aan je drol als je lijf al voldoende water tot zijn beschikking had? Nee, dat dacht ik ook niet.*

3. *Eet andere vezels*

   Vet, vocht, vezels – ja, dat zei de huisarts ook al. Kom eens met wat nieuws! Prima. Wat dacht je van andere vezels? Als wij aan vezels denken, zien we gelijk volkorenboterhammen en volkorenpasta en zilvervliesrijst voor ons. Maar van dat soort vezels is het helemaal niet zeker dat ze ook echt goed zijn voor je darmen. De (scherpe!) graanvliezen zouden het darmslijmvlies kunnen beschadigen, zeker als dat al een beetje kwetsbaar is.

   Eet liever een ander soort vezels. Die in groenten en fruit. Die trekken óók vocht aan, waardoor ze opzwellen (moet je dus wel genoeg water drinken!) en zorgen voor meer volume in de darm, waardoor jij weer eerder naar de wc kunt. Maar daarnaast doen ze nog iets anders: ze dienen als voedsel voor je buikbacteriën. Die vervolgens weer zuren produceren zodat je darm wordt aangezet tot werken.

DENK JE DAT JE DARMEN EXTRA WATER ZOUDEN ONTTREKKEN AAN JE DROL ALS JE LIJF AL VOLDOENDE WATER TOT ZIJN BESCHIKKING HAD? NEE, DAT DACHT IK OOK NIET.

Word je blij van. Je vindt dit soort oplosbare vezels in zoete bataat, pastinaak, uien, venkel, pompoen, aardpeer – groenten dus. Niet in boterhammen.

4. *Stop met gluten*

Ik behandel nu al een aantal jaar mensen met allerhande darm- en andere problemen, en gluten zijn veel vaker de boosdoener dan je denkt. Bij een eenvoudige lactose-intolerantie krijgen verreweg de meeste mensen dunne ontlasting en kramp. Maar als je niet tegen gluten kunt, kan het alle kanten op. De een krijgt enorme verstoppingen, de ander chronische diarree, de derde heeft wisselende ontlasting en een vierde heeft nergens last van maar is wel steeds zo moe.

Je kunt zelf thuis een eenvoudige test doen om erachter te komen of gluten bij jou (onderdeel van) het probleem zijn. Eet drie weken lang geen gluten. Punt. Zo makkelijk is het. Nou ja, je moet wel even oefenen natuurlijk – maar in drie weken bereik je heel wat. Voorwaarde is wel dat je streng bent (dus ook in restaurants, op bezoek en in het weekend). Na een week of drie eet je weer eens een paar boterhammen. En dan merk je vanzelf wat het voor je doet.

5. *Vitaminen en mineralen*

Ik vroeg net: 'Denk je dat je darmen extra water zouden onttrekken?' Maar dat geldt net zo hard voor vitaminen en mineralen. Als je voldoende voedingsstoffen in je lichaam hebt, heeft je lijf geen reden om te gaan 'schrapen'. Maar heb je tekorten, dan zal je lichaam alles doen om **zo veel** mogelijk voedingsstoffen uit je voeding te peuteren. Zelfs al moet het daarvoor die al verteerde voedselbrij wat langer vasthouden en er al het mineraalrijke vocht uitzuigen.

Simpel dus: zorg voor overvloed, niet voor een tekort – en je lijf heeft weer een reden minder om zich vast te klampen aan reeds lang verteerde poep.

6. *Probiotica*

Een van de taken van je darmflora is het produceren van zuren. Die zuren zetten je darmen aan tot werken, zodat je naar de wc kunt. Bovendien helpen de bacteriën om het voedsel te verteren en er alle voedingsstoffen uit te halen. Maar dan moet je die bacteriën dus wel eerst hebben.

De meeste mensen hebben veel te weinig darmflorabacteriën. Het kan de moeite waard zijn om die toe te voegen, bijvoorbeeld met een probioticum of natuurlijk met probiotische voeding.

7. *Lief voor je lever*

Je lever maakt onder andere gal aan. Gal helpt bij de vetvertering, maar prikkelt ook de darmen en zet die aan tot werken. Onze levers hebben het zwaar met alle rommel (van uitlaatgassen tot roze koek) die ze te verwerken krijgen en veel mensen hebben baat bij het ondersteunen van de lever.

Ik ben er niet zo'n voorstander van om zomaar op eigen houtje een grondige 'detox' te doen, maar een beetje huis-tuin-en-keuken-reinigen kan geen kwaad. Dat doe je met bittere groenten (andijvie, spruitjes, artisjokkenharten, witlof) en bittere kruidenthee (paardenbloem bijvoorbeeld). Drink veel water en ondersteun je nieren ook gelijk, want die krijgen een deel van de afvalstoffen te verwerken.

7,5. *Laat het los*

Dan spelen er nog wat zaken rond ontlasting en verstopping. Lichamelijke bijvoorbeeld: poep jij wel in de juiste houding? Een krukje op het toilet kan echt enorm schelen voor hoe gemakkelijk je de ontlasting kunt laten gaan. Ontspannen, je knieën bewegen (van en naar elkaar) en je mond zo ver mogelijk openen zijn 'trucjes' die stuk voor stuk beter werken dan heel hard persen (waar je trouwens alleen maar aambeien van krijgt).

Wat zeg je? Vind je happen als een vis en poepen met een krukje een beetje raar? Dat brengt me dan meteen op het volgende punt: hoe gespannen ben je? Klinkt misschien flauw, maar als je iemand bent die heel erg bezig is met de buitenwereld, of iemand die de neiging heeft om dingen vast te houden, dan is de kans groot dat je ook lichamelijk meer vasthoudt. Poep dus. Doe er iets aan, want het helpt wel degelijk om overal schijt aan te hebben. Ik zeg het maar even.

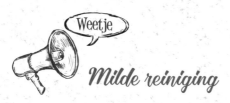

Milde reiniging

Je kunt je lever en nieren in twee tot drie weken al een beetje helpen, zonder direct een ingewikkeld en zwaar detoxprogramma te volgen. Zo lukt het ook:
- Laat alle 'rotzooi' staan. Ja, ook de koffie en ja, ook het wijntje.
- Eet wel vetten, maar vooral rauw. Kook of stoom je groenten en voeg daar wat vet aan toe, maar eet nu even geen gefrituurde of gebakken zaken.
- Maak een kruidenthee van 0,5 eetlepel gedroogde brandnetel, 0,5 eetlepel gedroogd paardenbloemblad en ca. 1 cm verse gemberwortel (in stukjes) op 1 liter heet water. Drink hiervan daglijks 2-3 kopjes.
- Drink verder veel water, minimaal 1,5 liter per dag
- Waarom bouw je niet ook meteen een stress-detox in? Neem rust, mediteer of doe iets anders om te ontspannen. En misschien is een internetdieet ook wel een goed idee…

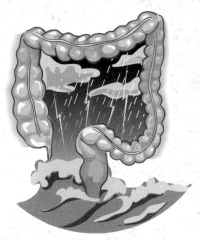

Dunne ontlasting

Dunne ontlasting is een vervelend probleem, niet alleen op het toilet zelf. Soms gaat dunne ontlasting gepaard met sterke aandrang, vaak op een dag naar het toilet moeten en/of een branderig gevoel. Houdt de dunne ontlasting aan, dan kun je bovendien last krijgen van tekorten omdat de voeding niet lang genoeg in de darmen blijft om alles eruit te halen. Ook heb je meer water nodig, omdat er niet voldoende vocht onttrokken wordt en dit met de ontlasting mee naar buiten komt.

Dunne ontlasting kan vele oorzaken hebben, zoals:
- een infectie met parasieten, een virus of slechte bacteriën
- een tekort aan goede bacteriën
- voedingsintoleranties (lactose, fructose, gluten)
- een histamine-intolerantie
- een tekort aan spijsverteringsenzymen

Dit zijn de dingen die je zelf kunt doen bij dunne ontlasting:
- Stop met koffie
- Laat de (geraffineerde) suiker ook maar weg
- Voeg elektrolyten toe aan je voeding (mineralen dus, bijvoorbeeld in huisgemaakte bouillon en grijs zeezout)
- Denk na over emotionele aspecten, zoals stress, verdriet of woede
- probiotica kunnen helpen om de balans in je darmen te herstellen

Heb je...
- Langer dan 2-3 dagen echt dunne ontlasting?
- Hoge koorts?
- Langer dan 24 uur geen urine?
- Bloed of slijm bij de dunne ontlasting?
- Of voel je je suf en verward?

Ga dan naar de huisarts voor een check-up!

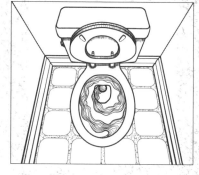

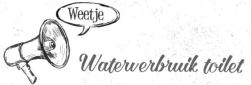

Weetje

Waterverbruik toilet

Per dag gaan de meeste mensen een tot twee keer naar de wc voor een grote boodschap en vijf tot zes keer voor een plas. Een grote spoelbeurt van je toilet kost ongeveer 6-8 liter water, een kleine spoeling zo'n 5-6 liter. Volgens waterbedrijf Vitens spoelen we per persoon iedere dag zo'n 33 liter (drink)water door het toilet!

Wil je je waterverbruik beperken? Dat kan bijvoorbeeld zo:

- Laat een plasje gewoon liggen (in elk geval 's nachts). *If it's yellow, let it mellow; if it's brown, flush it down!*
- Neem een waterbesparend toilet (vroeger legden we een baksteen in de spoelbak, maar dat schijnt toch niet helemaal de manier te zijn)
- Er bestaan systemen om regenwater op te vangen en dat door je toilet te leiden

Buikpijn

Buikpijn is een van de moeilijkst behandelbare symptomen, omdat het zoveel oorzaken kan hebben:

- parasieten of slechte bacteriën
- intoleranties of allergieën
- te veel of juist te weinig zuur in het spijsverteringskanaal
- te weinig maagzuur of enzymen
- ontstekingen in de darmen
- stress en emoties
- … en nog veel meer

De lijst mogelijke oorzaken is bijna eindeloos! Daarbij: wat de een kramp noemt, heet bij de ander een drukkend gevoel. En wat de ander stekende pijn noemt, noemt een derde weer een licht ongemak. Dus wat is buikpijn?

Hoe dan ook, als je last hebt van je buik, kun je dit zelf doen:

- Alles dat genoemd is bij 'dunne ontlasting'.
- Laat de *usual suspects* tijdelijk weg (koffie, melk, soja, eieren, gluten).
- Kruikjes en kalmerende kruidentheeën zoals kamille, lavendel, pepermunt, anijs en venkel kunnen helpen om de kramp wat te verlichten.

Heb je...
- Langer dan een dag ernstige buikpijn?

Ga dan naar de huisarts voor een check-up!

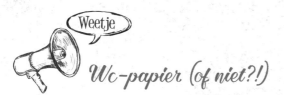

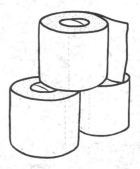

Wc-papier (of niet?!)

We gebruiken gemiddeld zo'n 3-10 velletjes wc-papier per kleine of grote boodschap. De meeste mensen gebruiken ongeveer 25 velletjes per dag, of anderhalve rol per persoon per week. 65 procent van de mensen vouwt die netjes op voor het vegen, 35 procent blijft levenslang een 'propper'. Wereldwijd spoelen we met al dat papier dagelijks 27.000 bomen door de wc!* In oosterse landen vindt men papier gebruiken vies. Daar spoelen ze na een grote boodschap liever met water. Moderne toiletten hebben daar een soort douche naast (of zelfs in) het toilet. Met een klein beetje water maak je jezelf schoon; met een stukje papier of wasbaar handdoekje dep je jezelf droog. Ergens wel logisch: als je per ongeluk poep op je hand krijgt, veeg je het ook niet met alleen een papiertje weg…

*Bron: www.rioned.com/nieuws/entry/wat-kost-naar-de-wc-gaan

Opgeblazen gevoel

Ook een opgeblazen gevoel kan meerdere oorzaken hebben. De meest voorkomende zijn:
- voedingsintoleranties
- een overgroei (overvloed?) van candida in de darmen
- of van bacteriën in de dunne darm (SIBO)
- een tekort aan maagzuur of spijsverteringsenzymen

Dit zijn de dingen die je zelf kunt doen bij een opgeblazen gevoel:
- laat de suiker staan
- doe het eens een tijdje zonder tarwe/gluten
- laat de melkproducten ook maar even weg
- vermijd histaminerijke voedingsmiddelen

Heb je...
- naast een opgeblazen gevoel ook regelmatig buikpijn?
- heftige reflux (terugstromen van het maagzuur in je slokdarm), of komt je voedsel terug omhoog?

Ga dan naar de huisarts voor een check-up!

Recept:
Ontspannende buikmassageolie

Soms gaat het mis. Heb je veel last van kramp of moet je je ontlasting juist een handje helpen om in de juiste richting te bewegen? Een fijne massageolie is het halve werk.

JE NEEMT:
- 50 ml amandelolie (of olijfolie, dat werkt ook)
- 10 druppels lavendel (Lavandula angustifolia) etherische olie
- 10 druppels mandarijn (Citrus reticulata) etherische olie
- 5 druppels echte kamille (Matricaria recutita) etherische olie

JE DOET:
- Meng alle oliën goed en neem 1-2 eetlepels van dit mengsel om de buik mee te masseren.

TIPS:
Zorg voor een goede kwaliteit echte etherische olie (geen geur- of parfumolie!).
Masseer de buik met ronddraaiende bewegingen tegen de klok in (als je iemand anders masseert) of rechtsonder-rechtsboven-linksboven-linksonder-rechtsonder (als je jezelf masseert).
Leg na de massage een warme handdoek of kruik op de buik voor extra ontspanning.

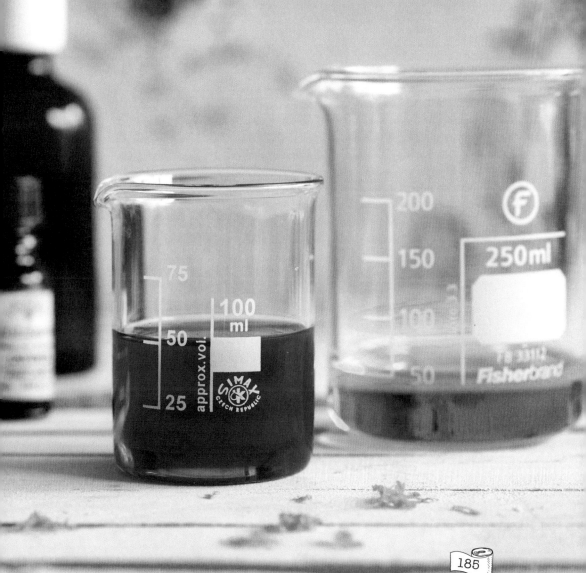

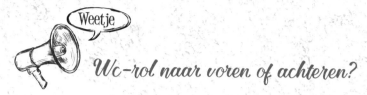

Wc-rol naar voren of achteren?

Hele discussies zijn erover op internet: naar welke kant hoort de wc-rol te hangen? Het schijnt dat tweederde van de mensen de rol met het vel naar voren hangt, en eenderde naar achteren. Twintig procent van de mensen zegt de wc-rol om te draaien als ze ergens zijn waar hij 'verkeerd' hangt.

Een tekening die gemaakt werd bij de patentaanvraag op de wc-rol in 1891 (door S. Wheeler) laat een rol met het vel naar voren zien. Dus voor eens en voor altijd: naar voren is hoe het hoort (maar ja, mijn mening is gekleurd, want ik hoor bij de naar-voren-hangers…).

Wondermiddelen bestaan niet

Ach, wat zouden we graag willen dat er een pilletje bestond dat al onze problemen zou oplossen. Gewoon een 'kuurtje' waarmee je je schoon voelt, veel meer energie krijgt en je darmproblemen achter je kunt laten. Geen wonder dat er een miljoenenindustrie bestaat die hierop inspeelt… Het internet puilt uit van 'cleansing'- en 'detox'-kuuraanbieders die over elkaar heen buitelen om te laten zien hoe goed hun product werkt. Vaak met lekker vieze foto's van de toiletpotinhoud van de klanten – pardon, detoxers – die je voorgingen. Trots laten ze zien hoeveel 'galstenen' ze uitgepoept hebben of houden ze een aan elkaar hangende meterslange drol omhoog. 'Kijk! Dit komt uit mij! Nu ben ik schoon!' 'Ik vond onderweg ook de liefde van mijn leven en ik won de loterij, en nu is mijn leven perfect!'

Ik hou niet van wondermiddelen. Ik hou van realiteit. Als er écht een wondermiddel was waarmee iedereen binnen tien dagen van zijn darmklachten af zou kunnen komen (zonder ook maar iets te hoeven veranderen aan dieet en leefstijl), zat ik allang met mijn rijke kontje op Aruba. Maar zo werkt het niet. Als je deze wonderverhalen van dichtbij bekijkt, zie je vaak dat er weinig van klopt.

Neem nu de **leverreiniging van Moritz** (ook wel *The Amazing Liver Cleanse of de Epsom Liver Flush* genoemd). Met een liter(!) appelsap per dag, flink wat olijfolie en een paar zoutverbindingen zou je de galgangen van je lever 'open' zetten en zouden er enorme galstenen uit je lichaam verdwijnen. Honderden mensen gingen je al voor en de resultaten zijn adembenemend. Maar bij nader onderzoek blijkt dat de 'stenen' die je uitpoept, vooral bestaan uit aan elkaar geklonterde olijfolie en mineraalzouten. Gelukkig maar, want de trotse eigenaren van zoveel stenen zouden behoorlijk ziek zijn als ze écht zoveel galstenen zouden hebben gehad:

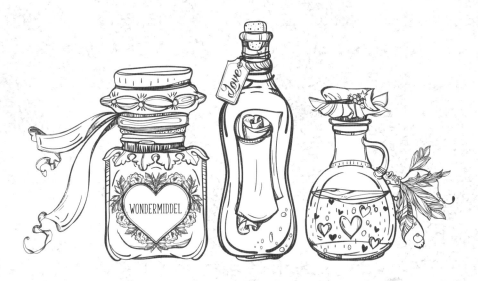

'Wat gebeurt er als je deze kuur volgt (behalve dat je veel en stinkende ontlasting produceert)? Je vindt dingen in je poep. Veel mensen laten trots de groenige balletjes zien die ze uitgepoept hebben, waarvan ze beweren dat het galstenen zijn … Maar hoewel het zeker mogelijk is om galstenen te produceren en die uit te poepen, is het hoogst onwaarschijnlijk om zulke grote en zulke hoeveelheden galstenen in je ontlasting te vinden zonder dat je daarvoor tekenen van een galblaasaandoening hebt vertoond. In sommige gevallen zouden de eigenaren van deze 'stenen' een galblaas ter grootte van een voetbal moeten hebben om ze allemaal te kunnen vasthouden!'

David Gorski M.D., oncologisch chirurg

www.sciencebasedmedicine.org/would-you-like-a-liver-flush-with-that-colon-cleanse/

Er zijn geen onderzoeken gedaan waarbij mensen van tevoren een echo lieten maken van hun galblaas (de eenvoudigste manier om galstenen aan te tonen), daadwerkelijk galstenen bleken te hebben, en zich na deze leverreiniging nogmaals lieten onderzoeken. De gigantische toename van energie die mensen na zo'n reiniging ervaren, kan net zo goed komen doordat ze zich bewust zijn geworden van wat ze aten. Als je de suiker en koffie vervangt door groenten en fruit, en je voegt daar nog een dosis placebo-effect aan toe, voel je je al snel fantastisch.

Sterker nog: zo'n leverreiniging kan zelfs heel slecht zijn voor je lever. In appelsap zit namelijk veel vrij fructose, dat omgezet moet worden door je lever. Het innemen van veel vrij fructose wordt in verband gebracht met leververvetting! Niet echt een aanrader dus, deze 'ongelofelijke leverreiniging' – en al helemaal geen wondermiddel.

Een ander 'wondermiddel' is de **Colon Cleanse**, ook wel Super Flush genoemd. Ook dit gedrocht komt in veel vormen (en merken!) en wordt meestal aangeprezen als 'helemaal natuurlijk'. Je produceert meterslange(!) ontlasting die in een soort van vlies

HEB JE DARMKLACHTEN? DAN ZUL JE ZELF ACTIE MOETEN ONDERNEMEN. GA NAAR DE HUISARTS EN VOLG INTUSSEN DE ADVIEZEN IN DIT BOEK. ALS JE GEEN VERBETERING BEMERKT, ZOEK DAN IEMAND DIE JE KAN HELPEN OM TE ONDERZOEKEN WAT ER AAN DE HAND IS EN DIT GERICHT MET JE KAN AANPAKKEN. WONDEREN BESTAAN IMMERS NIET, MAAR VERBETERING GELUKKIG WEL!

aan elkaar lijkt te hangen. Hoe schoon moet je nu wel niet zijn vanbinnen? Het is de vraag hoe vies je eigenlijk was. De binnenkant van je darmen bestaat uit slijmvlies dat is ontworpen om alle ontlasting er zo accuraat mogelijk uit te werken. Natuurlijk blijft er weleens wat plakken (*zie Verstopping pagina 174*) – maar als je de binnenkant van een darm ziet, lijkt het niet waarschijnlijk dat zich daarbinnen hele kersenpitten van twintig jaar geleden verstopt hebben (zoals je weleens leest op de website van dit soort producten). Bovendien vernieuwt de bovenste laag cellen van de darmen zich iedere twee tot drie dagen, dus er kan helemaal geen 'jaren oude' poep in blijven plakken.

Bij de fototestimonials van dit soort reinigingen (die mensen om de een of andere reden graag online willen delen) lees je: 'Ieuw. Jakkie! Ik ben zo blij dat dit uit mij is!' Maar het is de vraag of het ooit wel in je gezeten heeft. De belangrijkste inhoudsstoffen van dit soort kuren zijn namelijk altijd slijmhoudende vezels (zoals psylliumzaad). Meestal zit er een kleicomponent (bentoniet) in en vaak zijn er ook weer mineraalzouten aan toegevoegd. Het innemen van grote hoeveelheden van deze stoffen kan leiden tot het aan elkaar plakken *van de stoffen zelf*. In het proces wordt de ontlasting in de darm meegenomen; de hele bende plakt aan elkaar. En voilà: een zichtbare en geloofwaardige uiting van wat we 'slechte biofilm' noemen (*zie Darmmilieu pagina 55*). Behalve dat de biofilm in het echt helemaal niet zo'n duidelijk zichtbare vorm aanneemt, en het dus naar alle waarschijnlijkheid iets anders is dat je hebt uitgepoept (bijvoorbeeld het samengeplakte product dat je hebt ingenomen).

Veel mensen zijn op zoek naar wondermiddelen en natuurlijk zou ik ook tekenen voor iets dat me meer energie oplevert dan ik kan opmaken. Zeker als je darmklachten hebt, is het verleidelijk om te lezen welke resultaten mensen met zo'n product hebben behaald. Maar bedenk dan dat ze de klanten die géén (of negatieve) resultaten hadden, natuurlijk niet op hun website zetten. In mijn ervaring als darmfloratherapeut kan ik je vertellen dat een behandeling vaak uitgebreid is en een flinke zoektocht kan zijn. Bij sommige mensen zien we prachtige resultaten – en bij anderen is het effect minder dan we hoopten. Zo zit het leven nu eenmaal in elkaar (en ik ben het levende bewijs, want ik zit nog steeds niet op Aruba).

Heb je darmklachten? Dan zul je zelf actie moeten ondernemen. Ga naar de huisarts en volg intussen de adviezen in dit boek. Als je geen verbetering bemerkt, zoek dan iemand die je kan helpen om te onderzoeken wat er aan de hand is en dit gericht met je kan aanpakken. Wonderen bestaan immers niet, maar verbetering gelukkig wel!

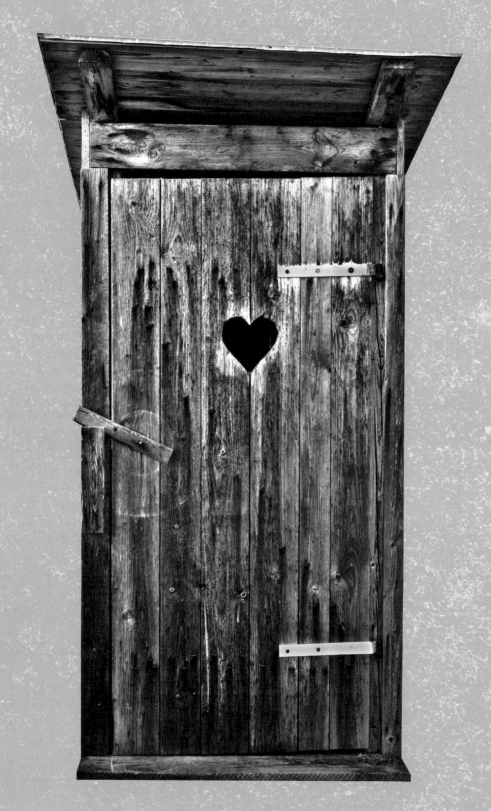

Nawoord

Het allermoeilijkste bij het schrijven van dit boek, was kiezen wat ik er wel in zou zetten – en wat niet. De darmflora is zo'n ongelofelijk interessant vakgebied en we weten al zoveel... en ook nog zo weinig! Het onderzoek staat nog in de kinderschoenen en er komen iedere dag nieuwe wetenschappelijke studies bij. Toch kunnen we met onze beperkte kennis gelukkig ook al heel veel bereiken, dat blijkt wel bij de cliënten die we in de praktijk zien. Als je maar weet waar je grenzen liggen. Daarom zal ik ook nooit iemand behandelen met bijvoorbeeld darmkanker; dat is het terrein van de arts en specialist, ik moet er niet aan denken om daar tussen te zitten.

Toch zou het prachtig zijn als we onze kennis eens naast elkaar konden leggen, de maagdarmspecialist, de microbiologisch wetenschapper én de darmfloratherapeut? Ik ben geen arts en ik heb geen universitaire opleiding, maar dat wil niet zeggen dat ik niet wetenschappelijk kan denken. Veel darmfloratherapeuten werken met de nieuwste wetenschappelijke kennis, terwijl menig huisarts nog denkt dat wij een soort Jomanda's zijn. Jammer is dat. Want we zouden nog zoveel meer van elkaar kunnen leren! Niet alleen door ervaringen naast elkaar te leggen en goed te documenteren, maar ook door zienswijzen te vergelijken. Het zal niet de eerste keer zijn dat 'de natuurgeneeskundigen' al jarenlang kennis en methoden toepassen, die pas veel later algemeen worden geaccepteerd door de reguliere wetenschap.

Daarom heb ik een vraag aan jou. Ben je een (medisch) specialist op het gebied van de spijsvertering of darmflora – zouden we dan misschien een keer koffie of thee kunnen drinken? Zodat we ons samen kunnen verwonderen over de wondere wereld van de bacteriën, en we mensen nóg beter kunnen helpen met de beste inzichten uit beide werelden? Als jij dan gelooft dat ik ook heus het beste voor heb met de mensen, beloof ik dat ik mijn wetenschappelijkste beentje voor zal zetten en mijn geitenwollen sokken thuis laat. Deal?

Bedankt

Behalve dat ik zielig en alleen achter mijn laptopje zat om alle informatie die ik had om te bouwen tot een boek, heb ik natuurlijk ook ontzettend veel steun gehad van een aantal mensen. Ongetwijfeld vergeet ik nog een paar namen (niet slaan!), maar er zijn zeker mensen die ik graag wil bedanken voor hun kleine of grote bijdrage:

Amro, Madieke en Tije, die me met rust gelaten hebben op de momenten dat het nodig was, en die knuffels (tevens chocola) kwamen brengen als ik het even niet meer zag zitten. Mam, Pap, Aukje, Matthijs *for being family*. Judith, Jolanda, Noortje en Liedewij van Team De Groene Vrouw, die alle bedrijfsrompslomp bij me vandaan gehouden hebben zodat ik kon schrijven. Ralf, Wim en Izak van RP, mijn eeuwig toegewijde docenten en de mensen van wie ik het meest geleerd heb op het gebied van de darmflora. Chris Kresser, Alex Vazquez en Amy Myers, die nauwelijks weten dat ik besta maar wiens werk ik verslonden heb op zoek naar kennis en onderbouwing. Hans en Nel, die me met hun Berghut in staat stelden om wonderbaarlijk veel werk in vijf dagen te proppen.

Ralph voor het schrijven van het voorwoord, ik voel me vereerd. ☺ Bianca en team Spl!nt, die niet alleen de ballen hadden om me te vragen een boek te schrijven, maar me ook gecoacht hebben om het proces te voltooien – in minder dan drie maanden. Alle lieve schatten van Naamlooz (*y'all know who you are*), die met me meegejuicht hebben en in wiens ogen ik zag schitteren hoe *epic* het eigenlijk is om een boek te schrijven. En natuurlijk mijn trouwe bloglezers, die vanaf de eerste aankondiging op het puntje van hun stoel gezeten hebben... Ik hou van jullie, kinders.

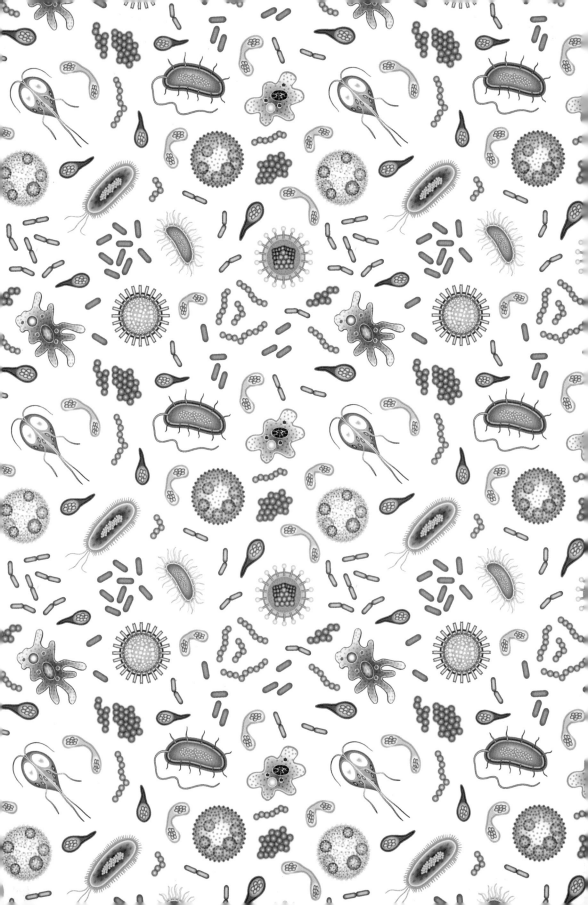